神奇的中草药

家门外的中草药

周志平

- 著 -

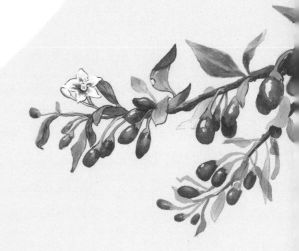

中国妇女出版社

图书在版编目（CIP）数据

家门外的中草药 / 周志平著． –– 北京 ：中国妇女
出版社，2022.8
（神奇的中草药）
ISBN 978-7-5127-2150-0

Ⅰ.①家… Ⅱ.①周… Ⅲ.①中草药－青少年读物
Ⅳ.①R28-49

中国版本图书馆CIP数据核字（2022）第118486号

特约策划：华文未来
选题策划：朱丽丽
责任编辑：朱丽丽
封面设计：静 颐
插图绘制：明天教室-李虹 乔清
责任印制：李志国

出版发行：中国妇女出版社
地 址：北京市东城区史家胡同甲24号 邮政编码：100010
电 话：（010）65133160（发行部） 65133161（邮购）
邮 箱：zgfncbs@womenbooks.cn
法律顾问：北京市道可特律师事务所
经 销：各地新华书店
印 刷：北京中科印刷有限公司

开 本：185mm×235mm 1/12
印 张：11
字 数：80千字
版 次：2022年8月第1版 2022年8月第1次印刷
定 价：39.80元

如有印装错误，请与发行部联系

推荐序

中医药是我国传统文化中极具生命力的宝藏，其哲学体系、思维模式、价值观念与中华优秀传统文化一脉相承，但其理论古朴深奥，文字记载晦涩难懂，对于没有接受过系统学习的少年儿童来说，往往觉得神秘。

在中医药传承与创新与国家发展同频共振的背景下，提高少年儿童对于中医药的认知度，是中医药事业发展的当务之急和长远之计。如何让少年儿童轻松地了解中医药，激发喜爱中医药的热情，在他们心中播下中医药文化的种子，让未来有更多的"屠呦呦"涌现，是我作为医药科研工作者，在参与科普工作中一直探索的方向。

有了解才可能产生兴趣，有了兴趣才可能促进更好的认知。

周志平先生在这套"神奇的中草药"系列丛书中，无疑是给出了很好的案例。神奇的中医药，并不神秘，治病救人的原料就在厨房里，在家门外，在身边的花草瓜果中，在传奇的故事中。这样的整合，拉近了中医药与人们的距离，原来天然的中草药就在我们的身边！还有哪些植物也是中药？有没有还未被人类发现可以入药的植物？……等待孩子们继续去思考和发现。

书中每一味中药都有一个生动的故事，再由故事链接出经典的中医药基础知识。读者在轻松地读完一个故事后能就了解一味中药，这比枯燥的讲授知识显然更有效。本系列书不仅适合少年儿童独立阅读，也适合家人陪伴阅读，故乐为之序。

中国医学科学院药用植物研究所副研究员

王秋玲

前　言

中医药文化是中华民族几千年的探索经验总结，是中国传统文化的重要组成部分。习近平总书记指出："中医药学是中国古代科学的瑰宝，也是打开中华文明宝库的钥匙。当前，中医药振兴发展迎来天时、地利、人和的大好时机，希望广大中医药工作者增强民族自信，勇攀医学高峰，深入发掘中医药宝库中的精华，充分发挥中医药的独特优势，推进中医药现代化，推动中医药走向世界，切实把中医药这一祖先留给我们的宝贵财富继承好、发展好、利用好，在建设健康中国、实现中国梦的伟大征程中谱写新的篇章。"

这套"神奇的中草药"系列，以一个个中草药故事为主体，在保证专业性和准确性的前提下，将中草药的特征、药理药效，以及用药禁忌融入故事中，为青少年读者揭开中医药的神秘面纱。有的故事中还设置了"知识小链接"，可以让青少年读者在阅读中了解历代中医典籍及中医药最基础的知识，欣赏名医风采，帮助青少年读者更多、更快地了解祖国医学及相关知识。

　　用中医药文化浸润青少年的心灵，中医药的传承才会有鲜活的生命力，才会让古老的中华文化瑰宝得以传承和发展。希望这套书能增进青少年对中医药文化的认同和了解，增强民族自信心和自豪感，帮助青少年读者养成健康的生活理念和生活方式，做一个中医药文化的小小传承人。

　　（特别提示：本书不是中医药的用药指导书，具体用药请结合临床，以医生面诊指导为准。）

目 录

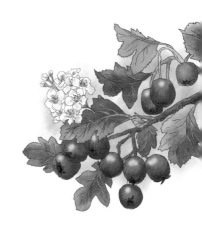

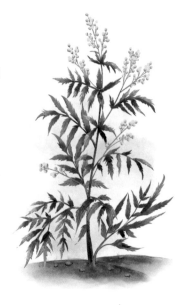

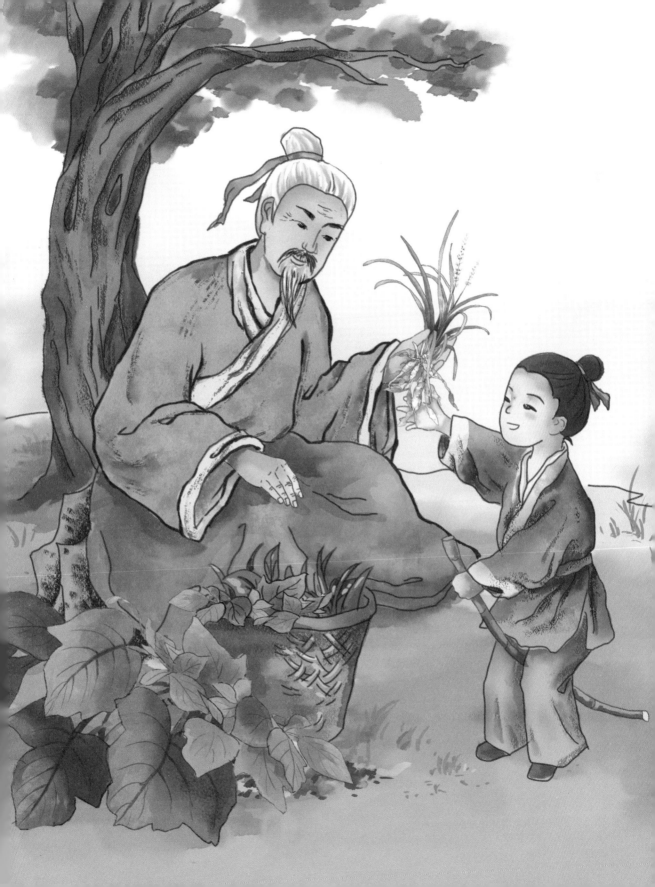

黄芩：

改变李时珍人生之路的清热药

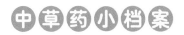

中草药小档案

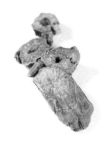

黄芩的入药部位为唇形科植物黄芩的干燥根，外表皮棕黄色，味苦，多为生用或酒炒用。它有清热燥湿、泻火解毒、止血、安胎的功效。现代药理研究认为，黄芩有抑菌、解热、镇静、保肝、利胆、降血糖、降血压、扩张血管等作用。

中药里有一个解热"高手"，那就是黄芩。如果身体出现了滚烫、口干鼻燥、咳嗽等症状，中医师给你开药方的时候，多数会用到黄芩。

黄芩有抗菌消炎、退热的作用，对肺热咳嗽、上呼吸道的湿热病症效果很好。在实际的使用中，黄芩可用单方，也可以跟其他药材配合使用。黄芩可以煎煮内服，或入丸、散，也可以外用，煎水洗或研末调敷。

黄芩常应用到食疗中，与其他食材一起做成汤剂、茶饮，以及粥膳。但由于黄芩苦寒性比较强，容易伤胃，因此脾胃虚寒的人不宜食用。

关于黄芩，据说有这样一个故事。

李时珍出身于医学世家，他的祖父和父亲都是名医，可是他的父亲不愿李时珍再学医，而是希望他能考取功名。

李时珍从小就对中医非常感兴趣，然而父亲对他寄予厚望，李时珍只好放下学医的念头，日夜苦读迎接科举考试。可是到了20岁，他还没有考取功名。

李时珍心中郁闷，不觉间就患了伤风感冒，出现了发热、咳嗽等症状。开始他并不怎么在意，以为过两天就好了，谁知病情日趋严重。他吃不下饭、睡不好觉、咳嗽不止，而且全身发热。

李时珍经常见到父亲给病人看病、抓药，现在自己患病，正好试试给自己抓药。想到此处，他兴奋起来，说干就干。他参考

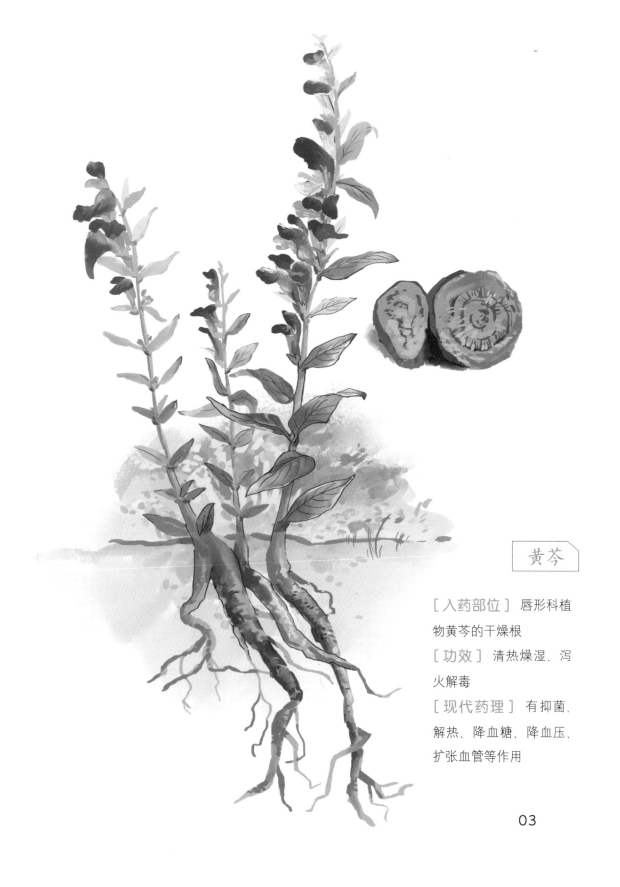

黄芩

[入药部位] 唇形科植物黄芩的干燥根

[功效] 清热燥湿、泻火解毒

[现代药理] 有抑菌、解热、降血糖、降血压、扩张血管等作用

03

平日接触的医药书籍，认为柴胡、荆芥、麦冬等药材能退热、润肺，应该能治好自己的病。

可是两天过去，他煎煮服用这些药物后，疗效并不理想。李时珍愁眉不展，难道自己用错药了吗？

李时珍并未放弃，他对照医书，一点点查阅。李时珍做的一切，父亲都看在眼里，有意提示说："你还记得在 4 年前，带你去柳知府家时，他患的是什么病吗？"

李时珍一想，当年柳知府生的病，也是发热、心烦、咳嗽，父亲诊断为肺热之症。

父亲继续说道："那你还记得，我给他用的是什么药吗？"

李时珍答道："父亲以黄芩为主药，配以其他药材煎煮，熬成汤汁服用。"说完他恍然大悟，知道自己该用什么药了。

几天过去，李时珍用黄芩配以其他药材煎煮成药汤，服用以后，身体很快就康复了。

病好后，李时珍直接向父亲表露心迹想学医。这次父亲没有反对，因为父亲看出他悟性很高，知道他是一块学医的好苗子，所以转变了观念。

从此，李时珍像被解开了枷锁，全身心投入到中医药的学习中，而父亲也尽最大努力培养李时珍。因为父亲意识到，孩子选择自己感兴趣的专业，才更有热情，学习效果才会更好。

多年以后，李时珍通过不懈的努力，成为我国古代著名的医药学家。

知 识 小 链 接

李时珍 明代著名医药学家，被后世尊为"药圣"。他出身于医生世家，自幼热爱医学，历经27年，三易其稿，完成了192万字的巨著《本草纲目》。

《本草纲目》不仅将本草学的发展提高到一个空前的高度，而且在生物、化学、天文、地理、地质、采矿等方面也有突出的成就，被誉为中国古代的百科全书，在世界医药学和自然科学的许多领域作出了举世公认的卓越贡献。

青蒿：

"抗疟神药"

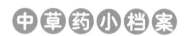

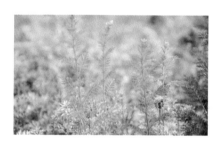

青蒿的入药部位为菊科植物黄花蒿的干燥地上部分，色绿，质嫩，香气浓郁，多为生用。它有清热解毒、除蒸、截疟的功效。现代药理研究认为，青蒿有抗病原体、抗炎、解热镇痛等作用。

从古至今，疫情频频发生，人们运用各种手段与疫情抗争，其中有一味药立下了汗马功劳，它就是青蒿素。

青蒿会散发一种香气，因此有人喜欢在爬山或在野外散步时，采一点儿回来，将它和腊肉一起炒，跟猪蹄一起炖，做出来的菜肴口味鲜美而独特。

还有人喜欢用它做青蒿茶，在茶中除了加青蒿，还加甘草、蜂蜜等，饮用此茶，不仅能清虚热、解暑热，还能补中益气，深受人们的欢迎。

青蒿的药用价值极高，在古代就被应用到各种方剂中，其中比较有名的传统方剂青蒿鳖甲汤，就是以青蒿和鳖甲作为主要材料。

在现代医学中，为了消灭疟疾，我国的科学家想到了青蒿。那么，青蒿素是怎么被发现和提取出来药用的呢？

在20世纪60年代，疟疾肆虐东南亚，百姓饱受疟疾之苦。38岁的屠呦呦等科学家临危受命，接受了抗疟药物的研究任务。

当时，中国的科技水平并不高，医学条件也十分有限。为了寻找新的抗疟药物，屠呦呦等一批科学家把所有时间都花在了资料馆和实验室。

他们总结了前人的经验——植物提取物对疟疾有良好的治疗效果。比如，抗疟药金鸡纳霜就是从金鸡纳树中提取的，但是长期使用这种药物，疟原虫已产生了抗药性，因此人们只能寻找新的抗疟药。

青蒿

[入药部位] 菊科植物黄花蒿的干燥地上部分
[功效] 清热解毒、除蒸、截疟
[现代药理] 有抗病原体、抗炎、解热镇痛等作用

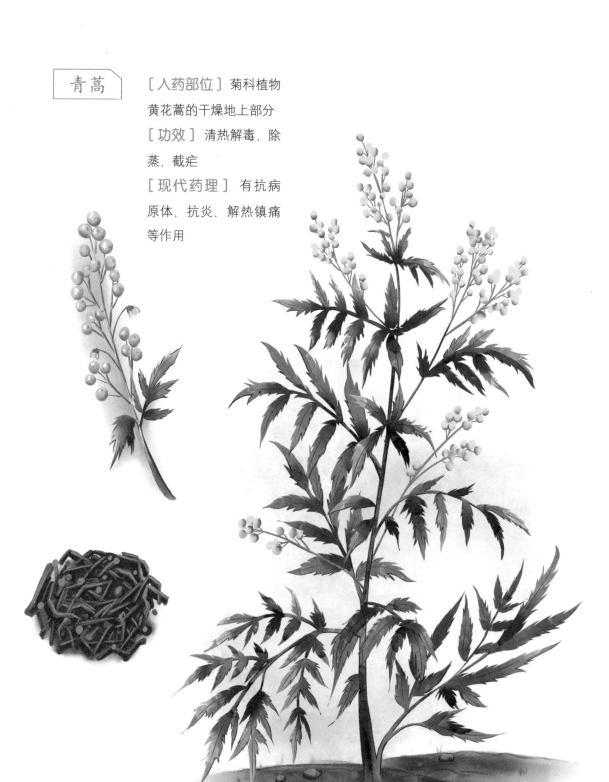

屠呦呦查阅了大量医书，希望从中医药和野生植物中找到突破口。她走访了许多老中医，整理了大量古代医学典籍，获得了600多个抗疟单验方[①]。最后，屠呦呦将实验对象锁定在青蒿上。

可是，青蒿的提取并不容易。在经历一次次失败后，屠呦呦参考前人的经验，决定用沸点只有34.6℃的乙醚来提取青蒿。这一次她获得了成功，得到了稳定的青蒿素。

青蒿素是否真的有效？有人感到怀疑。屠呦呦经过一次次的研究、试验，当她发现青蒿素正是疟疾克星的时候，那种激动的心情难以抑制。

虽然青蒿素对疟疾有效，但是能否被人利用，会不会对人体产生毒性？屠呦呦承受着很大的压力。经过临床研究表明，青蒿素达到药用标准，被医药局批准为新药，可以用于临床，从而拯救了无数人的生命。

也因此，屠呦呦于2015年10月获得了诺贝尔生理学或医学奖，是我们中国人的骄傲。

---

① 中医术语，指由一味中草药构成的方子。

苍耳子：

一颗奇妙的良药种子

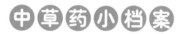

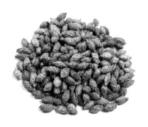

苍耳子的入药部位为菊科植物苍耳的干燥成熟果实，表面有钩刺，多为生用，或去刺炒用。它有散风寒、通鼻窍、除湿止痛和止痒的功效。现代药理研究认为，小剂量的苍耳子有兴奋呼吸作用，大剂量可引起中毒。另外，它有降血糖、降血压、抗真菌、抑菌等作用。

苍耳子分布广泛，一般房前屋后、田间地头、荒山野岭随处可见它的踪迹。苍耳子上布满密毛状的钩刺，如果你路过，它便会趁你不注意的时候，黏在你的衣服上，而且很难摘除，所以有人叫它"黏叭药"。

更烦人的是，"黏叭药"有小毒，当你把它们从衣裤上扯下来的时候，不得不小心翼翼。因此，在很多人看来，它是一种不太讨人喜欢的植物。

这种植物也有药用价值吗？实际上，它不仅是一种良药，还有一个关于它的动听的故事呢。

很久以前，有一个小男孩叫苍儿，只有八九岁，却早早地失去了母亲。他的父亲很忙，没有时间照顾他。没娘的孩子经常穿得破破烂烂，加之他身材瘦小，又经常被人欺负，他感到非常委屈。

苍儿逐渐养成一种叛逆的性格，处处与大伙作对，如此就越发不讨人喜欢。不管在家里，还是在学堂，他都感觉自己是一个多余的人，没有一点儿价值。

一天，他跟父亲争吵后，一气之下跑到山上，累了坐在草地上休息。突然，他发现衣服上黏有不少小刺球。难道连这些植物都要欺负自己吗？

他越想越生气，从衣裤上扯下小刺球，狠狠地扔在地上。他觉得还是不解气，又用脚狠狠地踩它。

路过的老爷爷看到生气的苍儿，走到他身前问："为什么要狠狠地踩它呢？"

苍儿说："它黏在我的衣服上，让人讨厌。"

老爷爷看着他说："那你有没有想过，它也有价值？"

苍儿好奇地问："它有什么价值呢？"

老爷爷说："它是一种药材，如果你感冒，鼻子不通，郎中给你开的药里可能就有它。"

苍儿看着地上的植物，自言自语地说："它竟然也有价值。"

老爷爷听到苍儿的话笑了出来，对他说："孩子，要知道，这大千世界，芸芸众生，每个生命都有自己的价值和用处。"

苍儿若有所思地挠挠头问道："每个生命都有自己的价值，那么我……"苍儿有些难为情，没有说下去。

老爷爷明白他的意思，说："那是你没有挖掘。就像你踩的小刺球，如果挖掘出来，它便是一种良药。"

苍儿"嗯"一声，听明白了。他非常高兴地告别了老爷爷，一路小跑回了家。

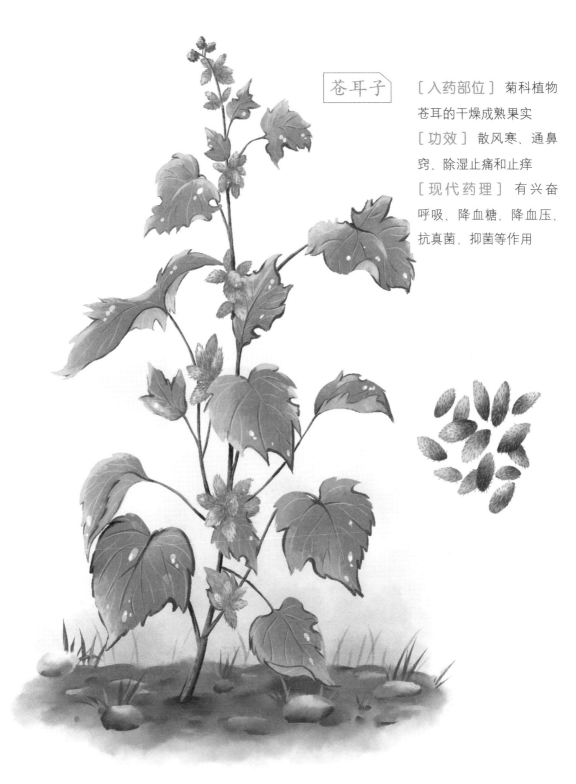

苍耳子

[入药部位] 菊科植物苍耳的干燥成熟果实

[功效] 散风寒、通鼻窍、除湿止痛和止痒

[现代药理] 有兴奋呼吸、降血糖、降血压、抗真菌、抑菌等作用

13

从那天之后，苍儿变得懂事了，尊敬长辈，热爱读书。因为老爷爷的话深深印在他的脑子里，他想做一个有价值的人。

苍儿长大后，通过科举考试做了地方官，造福百姓，受到老百姓的尊敬和喜爱，实现了人生的价值。

那个小刺球改变了苍儿的一生。老百姓为了纪念他，把这种小刺球叫作苍儿，后经演变成了苍耳子。

知识小链接

苍耳的干燥成熟果实苍耳子入药首载于《神农本草经》中，被列为中品，名为菓（xǐ）耳实。不仅苍耳子可入药，苍耳全草也是中药，名为苍耳草，大家熟知的消食中药"六神曲"，在加工时就用到了苍耳草做原料。

蒲公英：
清热解毒的"药草皇后"

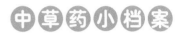

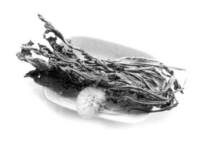

蒲公英的入药部位为菊科蒲公英属数种植物的干燥全草，以叶多、色灰绿、带根者为佳，多为鲜用或生用。它有清热解毒、消肿散结、利尿通淋的功效。现代药理研究认为，蒲公英有抑菌、利胆、保肝、利尿等作用。

蒲公英是一种很独特的植物，生长在草丛中并不起眼，待它成熟后，我们就会看到一个小小的像棉花的"白毛球"，只要风轻轻一吹，"白毛球"便四散飘去。

蒲公英可食用，也可药用，而且外形美丽，有"药草皇后"

的美誉。用蒲公英全草煮水外洗，内服当茶饮，可以治湿热型痘痘；用蒲公英和甘草泡水，再以蜂蜜调味，有养胃的功效；用蒲公英和玫瑰花泡水喝，能保护乳腺健康。

可能你会觉得蒲公英像一个人的名字，的确，关于中草药蒲公英，有这样一个故事。

在古代，给人治病的郎中多是男性，很多女子得了病，特别是妇科疾病，羞于求医，结果错过最佳治疗时期，造成大问题。

有位蒲小姐，小名公英，得了一种"怪病"，她的胸部红肿胀痛。开始她还能忍受，后来越发疼痛。她还未谈婚论嫁，害怕别人知道后说自己品行不端才有了此疾患，所以她不敢找郎中诊治。

蒲小姐的母亲早早过世，父亲又比较古板，她被病痛折磨，却无处诉说。

一日，她坐在河边，看见水里游来游去的鱼儿，忍不住用手去抓，不想身体一斜，掉进河里。她想爬上岸，但是河里的岩石太光滑，她踩下去，再一次滑倒，而这一次她滑到了河水的深处。

蒲公英 ［入药部位］菊科蒲公英属数种植物的干燥全草

［功效］清热解毒、消肿散结、利尿通淋

［现代药理］有抑菌、利胆、保肝、利尿等作用

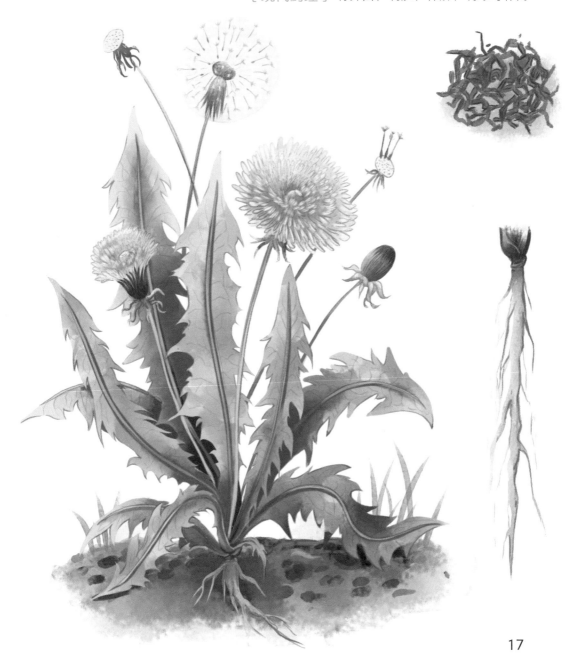

蒲小姐不会游泳，她奋力挣扎，仍无济于事。在河里，蒲小姐感觉自己漂呀漂，后被抬到了渔船上。她迷迷糊糊地听见有人在她耳边说话，最后她趴着吐了很多河水才清醒过来。

她睁开眼睛，看见一位二三十岁的渔家姑娘，端着一碗热水，亲切地问她："为什么想不开？"

蒲小姐满腹委屈，"哇"的一声哭了起来，说自己是不小心掉入河中的。渔家姑娘赶紧安慰，蒲小姐觉得终于找到了一个可以倾诉的对象，便把自己的苦恼也告诉她了。

渔家姑娘听后，微微一笑说："我有一药能治你的病。"说完她起身出去，到河边的坡地上采来一些植物，将它洗净后煎煮成药汁，给蒲小姐服下，煎煮后的药渣又让蒲小姐外敷。几天过去，蒲小姐的患处明显改善。

又过了一些时日，蒲小姐竟然痊愈了，在惊奇之余，她记下了这味草药。回家后，她深知妇科疾病对身体危害极大，更让女性尴尬不已，所以决定钻研医学，主攻妇科。

她不仅翻阅了大量医学书籍，还不时虚心向郎中请教。日积月累，她学了许多医药知识，并将这些知识用于治病救人，成了当地有名的女郎中。她为人和善，医术高超，被当地百姓称为"公英大夫"。

她经常用的那味草药对治疗乳痈效果很好，公英大夫去世后，人们为了纪念她，就将她常用的这味草药叫作蒲公英。

知 识 小 链 接

蒲公英别名黄花地丁、婆婆丁，一般在春、夏开花前或刚开花时连根挖取。蒲公英又称尿床草，利尿的效果非常好。作为一种天然利尿剂，蒲公英有利于整个消化系统增加排尿量，帮助身体排出多余的盐分和毒素，而又不会像其他的利尿药一样导致钾的流失。

鱼腥草：

天然消炎药

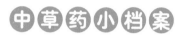

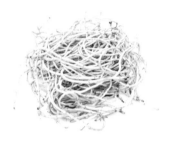

鱼腥草的入药部位为三白草科植物蕺菜的新鲜全草或干燥地上部分，以叶多、色灰绿、有花穗、鱼腥气浓者为佳，多为生用。它有清热解毒、消痈排脓、利尿通淋的功效。现代药理研究认为，鱼腥草有抑菌、抗病毒、提高机体免疫力、利尿、抗炎、镇痛、镇咳等作用。

你吃过折耳根吗？这种气味独特的食物，让很多人非爱即恨。爱的人吃得津津有味，难以自拔；不爱吃的人避而远之，生怕那股气味"熏"到自已。

折耳根还有一个名字叫鱼腥草，这种草就如它的名字一样，有股鱼腥味。它不仅味道独特，还是一种很常用的中草药，有清热解毒的功效。因此，它有天然第一抗生素、天然消炎药的美誉。

相传，鱼腥草与战国时的越王勾践有着不解之缘。

战国时期，越国和吴国发生了激烈的战争，结果越国被打败，越王勾践来到吴国，在吴国受尽屈辱。幸得他的臣子文种多方奔走，勾践才得以回到自己的国家。

当勾践回国后，看到房屋被毁、土地荒芜、百姓流离失所时，他暗下决心，一定要重建家园，报仇雪恨。

为了提醒自己，勾践卧薪尝胆，铭记耻辱。他与百姓一起吃粗粝的饭食，一起在田里耕耘劳作。然而天不遂人愿，越国碰到了大荒年，全国颗粒无收。勾践没有泄气，将国内为数不多的粮食分给最需要的百姓，自己跟许多人一起吃树皮、挖草根。

可祸不单行，越国又发生了洪涝。眼看粮食就要断绝，勾践一方面跟臣子们商议如何筹集粮食，一方面组织百姓积极抗灾自救。越国的臣子和百姓看到勾践如此用心，都被深深地感动了，更加尽心尽力地做事。

鱼腥草

［入药部位］ 三白草科植物蕺菜的
新鲜全草或干燥地上部分

［功效］ 清热解毒、消痈排脓、利
尿通淋

［现代药理］ 有抑菌、抗病毒、利
尿、抗炎、镇痛、镇咳等作用

洪涝之后，又发生了瘟疫，越国的很多人在疾病中倒下。勾践急忙召集郎中商量对策，可是食物都不够，药品就更加缺少了，郎中也无可奈何。勾践只好带人到处寻找草药。

天空下起了毛毛细雨，滋润着越国的土地。勾践带人来到一个湖边，发现此处长满了一种绿茵茵的小草。他拔了一棵尝了尝，虽有点鱼腥味，但不涩不苦，味道还不错，勾践便推荐将它当作野菜食用。

百姓们试着将它煮着吃，结果越吃越爱吃。没多久，这种野菜在百姓中传播开来，吃法和做法也变得多样化。

在食用这种野菜一段时间后，百姓们惊奇地发现，高热、咳嗽、咽喉肿痛的人，吃这种野菜后症状会明显减轻。后经郎中认定，这种草不仅可以当野菜吃，还可以用作药物。勾践大喜过望，推荐疫区的百姓食用这种野菜，结果救活了很多人。

有人不禁要问，这种野菜叫什么呢？勾践觉得：它带有明显的鱼腥味，不如就叫它鱼腥草。他的提议，百姓们纷纷赞同。于是，鱼腥草的名字在百姓中传开了，并流传至今。

葛根：

养颜护肝的"南方人参"

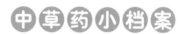
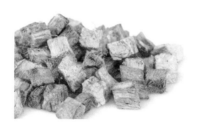

葛根的入药部位为豆科植物野葛或甘葛藤的干燥根，有退热、透疹、生津、升阳止泻、通经活络、解酒毒的功效。现代药理研究认为，葛根有解热、降血糖、抗心肌缺血、抗心律失常、扩血管、降血压等作用。

进入寒冬时节，各种草木枯萎凋零。这时候，就有人开始惦记山中的宝贝——葛根。秋冬季是挖葛根的最佳时期，挖开土层，有点像红薯的葛根就出现在眼前。

葛根营养价值很高，含有蛋白质、氨基酸、铁、铜、硒等多

24

种营养素，有"千年人参"的美誉。葛根吃法多种多样，可以生着吃、烤着吃、蒸着吃、打成粉吃等。

葛根既是食品，也是药品。葛根非常受欢迎：女子爱用，因为它能清热祛湿、美白抗衰；男子爱用，因为它能解酒护肝，缓解酒后症状。葛根也被运用到很多方剂和中成药里，如葛根芩连片、葛根半夏汤等。

葛根这一名字据说源于这样一个故事。

很久以前，有个远近闻名的大家族葛家，葛员外乐善好施，很受当地老百姓的爱戴。他为官时清正廉洁，得罪了不少贪官污吏。后来，他辞官归隐，但贪官们知道葛员外手里掌握着他们贪污的证据。为防后患，贪官们决定除掉葛员外。

在一个雨夜，贪官们派出的杀手来到葛员外家。此时，葛员外的儿子正出麻疹，高热不退。为让孩子逃命，情急之下，葛员外顾不得孩子正在病中，连忙让孩子往后山跑，并将能指认贪官的证据一并带走。

孩子跑到后山，最终支撑不住晕倒在地上，奄奄一息。这时，恰好一位采药的老人路过，他仔细一看，认出是葛员外的

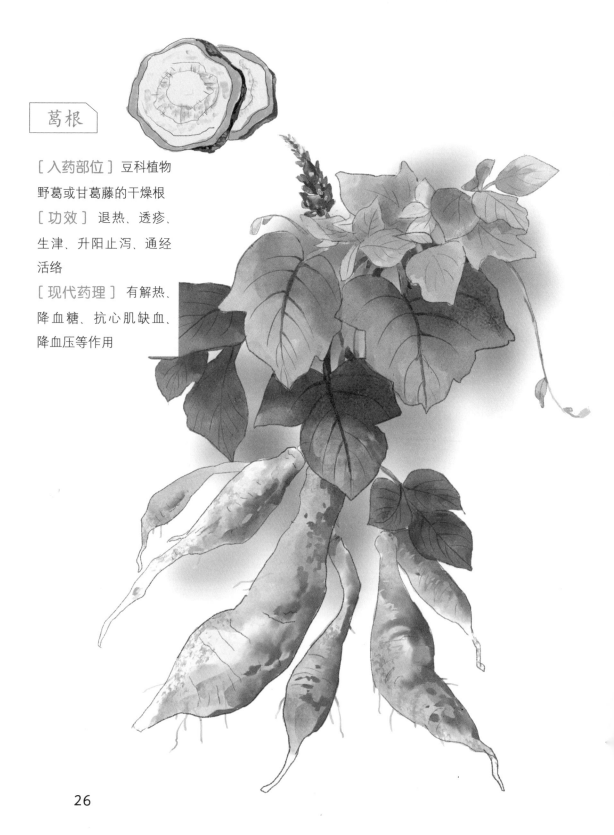

葛根

[入药部位] 豆科植物
野葛或甘葛藤的干燥根
[功效] 退热、透疹、
生津、升阳止泻、通经
活络
[现代药理] 有解热、
降血糖、抗心肌缺血、
降血压等作用

26

儿子。采药老人深知葛员外是个好人，于是他立刻把孩子背回家中。

老人精通医术，经过一番救治，孩子逐渐苏醒过来。老人又看到孩子正在出麻疹，就找来一种粗厚的块根，将它煎成水，喂孩子服下。

在老人的悉心调养下，孩子的身体慢慢恢复了健康。当孩子知道他的家人全部被杀死，葛家只剩下他一人时，忍不住号啕大哭起来。他暗暗发誓：长大以后一定要给父母亲人报仇雪恨。

孩子隐姓埋名，渐渐长大。他发奋读书，终于通过科举考试，成为朝廷要员。他在面见皇帝时，拿出了父亲当年收集的贪官迫害百姓、贪污钱财的罪证，并陈述了自己家人被害的经过。皇帝震怒，立马下令处死了那几个贪官。

他给亲人报仇后，就去找救他的采药老人，想好好报答他，可是采药老人早已离世。他来到老人的坟前，见周围已是野草丛生，藤蔓缠绕，不禁伤心落泪。

回家的路上，他遇到一个发热出麻疹的孩子，突然想起采药老人给自己治病的方法。于是，他挖了一种藤的根，推荐给孩子的家人使用，并告诉医治的郎中，说当年自己的病就是用这种根治好的。孩子服药后，很快康复，孩子的父母很是感激。

　　大家都想知道这么好的药材叫什么名字，他想了想说叫葛根，意思是采药老人保住了葛家唯一的根。就这样，葛根的名字和药效流传下来。

知识小链接

　　葛根　中药名。葛根分两种，外形和口味略有差异。长在山中的叫野葛，多为野生；而粉葛多为栽培品，很多家庭喜欢将它栽种在家附近，因此又称为家葛。野葛外形较为粗糙，而家葛吃起来非常细腻，口味更好。

　　植物葛全身都是宝，除了葛根可入药，葛的花可以解酒止渴、清热除烦。

荆芥：

善治感冒的药草

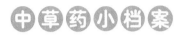

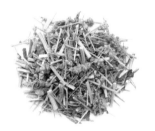

荆芥的入药部位为唇形科植物荆芥的干燥地上部分，气芳香，味微涩而辛凉，多为生用。它有散风解表、透疹^①止痒、止血的功效。现代药理研究认为，荆芥有促进血液循环、抗病毒、抗炎、镇痛等作用。

荆芥是一味治疗感冒的中草药。在很多治疗感冒的药方中，以及中成药里都含有荆芥的成分。荆芥也用于祛风止痒，可用于荨麻疹、皮肤瘙痒等病症。由于药性平和，祛风不燥烈，荆芥有

---

① 中医术语，一般指透泄疹毒，使疹子容易发出来的治法。

"风中润剂"的美誉。

荆芥可以内服、煎汤或入丸、散，也可以外用，煎水熏洗，捣烂外敷或研末。荆芥不宜久煎，有表虚自汗、阴虚头痛的人禁止使用。

关于荆芥，还有个非常励志的小故事。

宋朝年间，执行三年一次医官考试制度。这天，一个年轻侍卫正在考场巡查，忽然从走廊深处走过来一个老人。侍卫以为他是某位考生的随从，并没有在意，没想到他也走进了考场。侍卫有些奇怪，于是上前询问。

只见那老人掏出浮票①，说自己是来考试的。侍卫查验浮票，并没有发现任何问题；只是这位考生已经有五十岁了。

侍卫想不明白，他都这把年纪了，不在家里享清福，竟跑到这儿参加医考。难道他不知道，医考是非常难通过的？毕竟行医行业人命关天。

老人看出侍卫的疑虑，他笑而不语。至于他为什么要来参加考试，这事还得从 10 年前说起。

①　相当于现在的准考证。

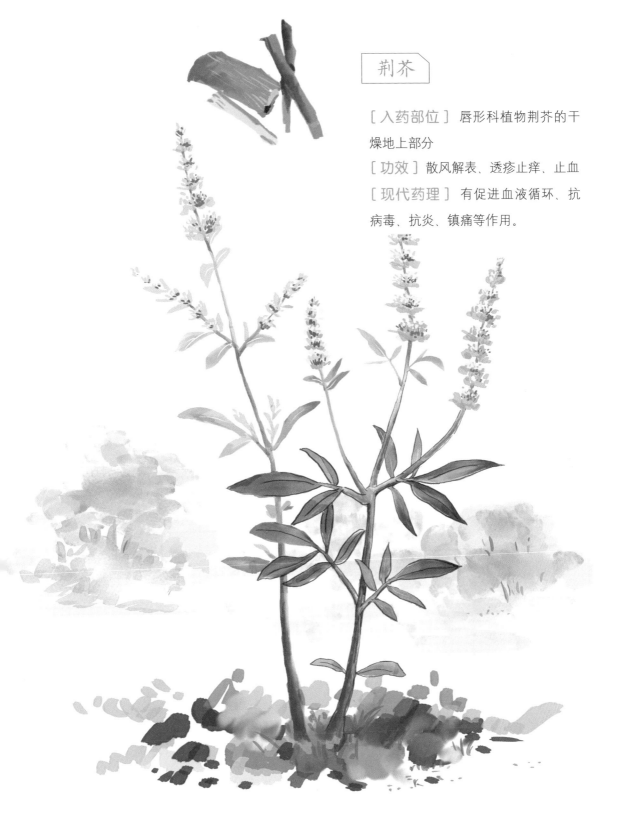

荆芥

[入药部位] 唇形科植物荆芥的干燥地上部分

[功效] 散风解表、透疹止痒、止血

[现代药理] 有促进血液循环、抗病毒、抗炎、镇痛等作用。

老人姓李，赋闲在家，老伴过世，只有一个儿子在外做点小本生意，爷儿俩相依为命。李老头体弱多病，经常到同乡的郭郎中那儿看病抓药。

郭郎中在乡间颇有名气，医术高明，因此被人称为"郭神医"。对前来就诊的病人，他不需要把脉，只要观其脸色就可判断出病情，并且十拿九稳。可是郭神医心胸狭隘，而且非常势利，他瞧不起穷人，凡是穷人找他，都是先收钱，再看病。

李老头家算是个小康之家，但一样被郭神医瞧不起。李老头的儿子很孝顺，每次给他治病都是带足了银两。可是经常看病吃药，久而久之，他们家还是负担不起。李老头暗自焦急。

李老头发现，每次抓回来的药，里面大部分是乡间常见的一些动植物的风干制品。于是，他就寻思着自己调配方子。一来可以缓解自己的病痛，免受郭神医的气；二来还能为儿子省些钱财。

有了这个想法，李老头立刻就行动起来，一边查医书，一边钻研各类中草药。几年过去，李老头感觉收获满满，自己有点小病不需要再找郭神医，可以自行医治。

有一年，麻疹大暴发，很多人患了此病，来找郭神医寻求救治之法。郭神医的原则不变，凡是穷人，都是先收钱，再看病。穷苦百姓拿不出钱，郭神医自然不给医治。地主和达官贵人倒是能拿出钱来看病，但在当时麻疹是很难医治的疾病，即便郭神医能准确地诊断出病症，但是苦于无良药，也无济于事。这可让财迷心窍的郭神医急得团团转。

正在郭神医发愁之际，他发现很多患麻疹的穷苦百姓病情有所缓解。郭神医感到奇怪，除了他，谁还能有这么高超的医术呢？难道他们都是自愈的？他越想越觉得不可思议。

郭神医开始找线索，慢慢地发现了端倪，原来是李老头给穷苦百姓治的病。知道真相的郭神医更加奇怪了。

他暗中观察李老头，发现李老头推荐大家吃荆芥菜，还将风干的荆芥煎成汤药给患者服用、熏洗，并将荆芥捣烂后外敷在患处。这种方法确有一定的治疗效果，难怪来找郭神医的患者越来越少。可李老头是怎么学会看病的呢？郭神医感到疑惑。

俗话说得好，久病成良医。李老头常年患病，见多了也就懂得多了。再加上李老头常年在家翻阅医书，学习医术，他认为可

33

以用荆芥来试试治疗麻疹，结果还真有效。

郭神医羡慕得红了眼，胸中醋意不断翻滚。他跑到县衙告了一状，说李老头非法行医，胡乱用药。这个罪名可不小，万一出了人命，李老头肯定会受牢狱之苦。县令很重视，直接抓捕了李老头。

在县衙里，李老头气得头发都竖起来了，将推荐大家使用荆芥的过程一五一十陈述出来。最后，县令虽然判李老头无罪，但因存在非法行医的嫌疑，还是对他进行了警告。李老头十分生气，郭神医不就是有行医资格吗？自己推荐大家用荆芥怎么就错了？于是，李老头决定考取行医资格，正大光明地为大家看病。

李老头按照官府制定的规则，系统性地学习了几年中医学，终于迎来了医考这一天。

医考结果出来了，考生们纷纷过来查看，期望榜上有自己的名字。李老头也过来看榜，终于在角落处找到了自己的名字。那一刻，李老头的眼睛湿润了。

丹参：
疏通血管的好手

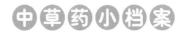

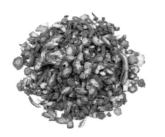

丹参的入药部位为唇形科植物丹参的干燥根及根茎，外表皮红色，多为生用或酒炙[①]用。它有活血祛瘀、清心除烦、凉血消痈的功效。现代药理研究认为，它有抗心肌缺血、改善微循环、降血压、降血脂、抗菌消炎、保护肝脏等作用。

如果提起"参"，大家可能会不约而同地想到人参、西洋参、党参等，这些都是补虚类的药物。而丹参是一味非常重要的活血

---

① 中药加工炮制方法之一，指净选或切制后的药物，与定量黄酒拌润翻炒的炮制方法，具有活血通络、祛风散寒、矫臭去腥的作用。

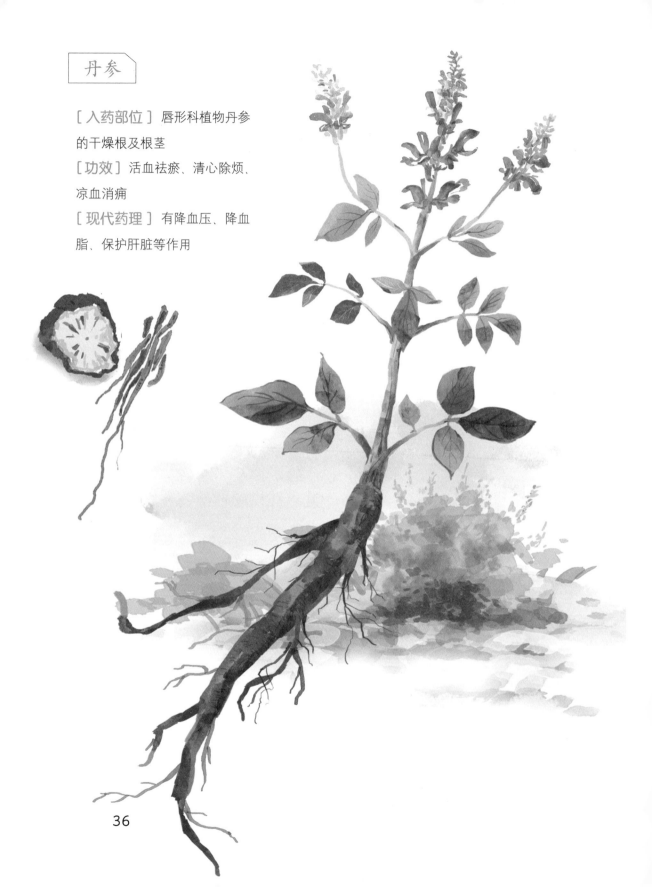

丹参

［入药部位］唇形科植物丹参
的干燥根及根茎
［功效］活血祛瘀、清心除烦、
凉血消痈
［现代药理］有降血压、降血
脂、保护肝脏等作用

36

祛瘀药。

在生活中，人们可以用丹参做茶饮、泡酒，还可以与其他药物煎煮服用或用于泡脚。丹参泡脚可以加速血液循环，起到保健和预防疾病的作用。

丹参是一种使用广泛的中药材。关于它，还有这样一个小故事。

很久以前，在东海边上的小渔村里，住着一个叫阿明的青年。他从小丧父，与母亲相依为命。阿明身体强壮，以打鱼为生，从小练得一身好水性，可是他每天看着潮起潮落，患了却忧心忡忡。

原来，阿明的母亲患有心绞痛，患了这种病时刻有生命危险，阿明是个孝顺孩子，所以他很焦急。他曾经找过几个郎中，但都说这病难治。正当他一筹莫展时，一位郎中对他说，在一座无名岛上，长着一种草，花是蓝紫色的，根是红色的，能治他母亲的病。

阿明喜出望外，就要去那座岛采药。郎中叹口气说："只是那座岛与此处相距甚远，路途凶险，你如果去，怕是九死一生。"

阿明愣住了，他长这么大，确实还没有离开过附近的海域。

正当阿明踌躇之时，母亲心痛的呻吟声又传了过来。阿明下定决心，无论如何也要走一遭。他一边告诉母亲自己要外出打鱼，几天之后才回来，一边准备了干粮和水。

一切准备就绪后，他摇着船出发了。刚驶入大海时，呈现在阿明眼前的是一片广阔无垠的新天地，阿明的恐惧很快被兴奋替代。但没过多久，天气骤然巨变，狂风大作，巨浪翻滚。

阿明来不及躲闪，船被打翻，人落入水中。好在他水性极好，紧紧抓住船，待到风平浪静时，想办法把船翻过来后，继续前行。这时他看到了无名岛，正在兴奋时，却见这片海域暗礁林立，十分凶险。他小心翼翼地靠近岛屿，又经历了一番艰难后，终于登上了无名岛。

他上岛以后，费了九牛二虎之力才找到郎中所说的根是红色的中草药。返回渔村后，阿明用它煎水给母亲服用。果真有效，母亲的病慢慢好转。

阿明冒死采药救母的故事广为流传。由于这种草药的根是红色的，像人参一样珍贵，人们就将其称为丹参。

丹参又名赤参，由于皮丹红而肉紫，又被称为紫丹参。丹参的根肥大，呈丹红色，故又有"红根"的美称。丹参的药用价值极高，因其活血化瘀的功效显著，故中医素有"一味丹参，功同四物"之说。"四物"指"四物汤"，是由当归、熟地、川芎、白芍四味药物组成，具有补血活血的功效。"一味丹参，功同四物"意在说明一味丹参便足以发挥四物汤的功效。

升麻：

健脾升阳第一药

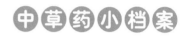
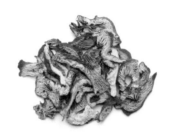

升麻的入药部位为毛茛科植物大三叶升麻、兴安升麻或升麻的干燥根茎，外表黑褐色或棕褐色，粗糙不平，多为生用或蜜炙用。升麻有发表透疹、清热解毒、升举阳气的功效。现代药理研究认为，升麻有解热、抗炎、镇痛、抗惊厥等作用。

如果有人问升阳的中药有什么，那么医生多半会推荐升麻。升麻被誉为健脾升阳第一药。升阳的作用如春天阳气生发，给人一种生机勃勃的感觉。

升麻是一种很重要的药物，在我们的生活中比较常见。适当食用升麻，既可以杀菌清热，还有很好的解毒作用。升麻可以煎汤或入丸、散服用，也可以研末调敷外用，煎汤含漱或淋洗。

中药的很多方剂也常用到升麻，比如升麻白虎汤、升麻化毒汤、升麻鳖甲汤等，都有很好的治病效果。

关于升麻，有这样一个小故事。

周周和梅生在同一个私塾读书，自小在一起玩。两家人来往频繁，关系密切。然而不久，周周家道中落，父母甚至无力再负担周周的学费。

无奈，周周被迫辍学，心中的委屈可想而知。他不得已到一家药铺当药童，干一些杂活。两家人联系渐少。周周觉得，他跟梅生之间差距越来越大，甚至不配跟他走在一起，这让他心中滋生起浓浓的自卑感。

两人渐渐长大。梅生性格开朗，讨人喜欢；而周周性格孤僻，沉默寡言，在药铺里好像不怎么讨人喜欢。

梅生的母亲突然生病不能进食，梅生和父亲急得团团转，到处寻找良医，但请了几个郎中，吃了很多药，都不见好转。

附近有名的郎中都请了，可是梅生母亲的病仍未见好转。梅生听说有一家新开的周家医馆，于是跑过去碰碰运气，谁知竟然见到了周周。

梅生说出母亲的病情，周周听了立刻拿着药箱随他前去探望。周周开了药方，梅生的父亲露出半信半疑的神情。梅生看出父亲的疑虑，连忙说："爹，不要有顾虑，我相信周周一定可以治好母亲。"

梅生的父亲听了，这才点点头。

周周开的药是周麻配上牡蛎，研成细粉，给梅生的母亲空腹服下，并配以其他方剂。过了七日，梅生母亲的病情明显好转，这让梅生的父亲惊叹不已。

原来，梅生的母亲得的是子宫脱垂症。治疗这种疾病，周周想到了周麻，这味药很早就被收录在《神农本草经》中，其功效就是解毒。周周翻阅了大量医书，并结合患者的病理，发现这种草还有升阳举陷的功效，所以他决定一试。就这样，梅生母亲的病得到医治。

梅生高兴不已，一个劲儿夸周周医术精湛。周周默默一笑，觉得堆积在内心的自卑烟消云散。他第一次感到自豪，这些年的

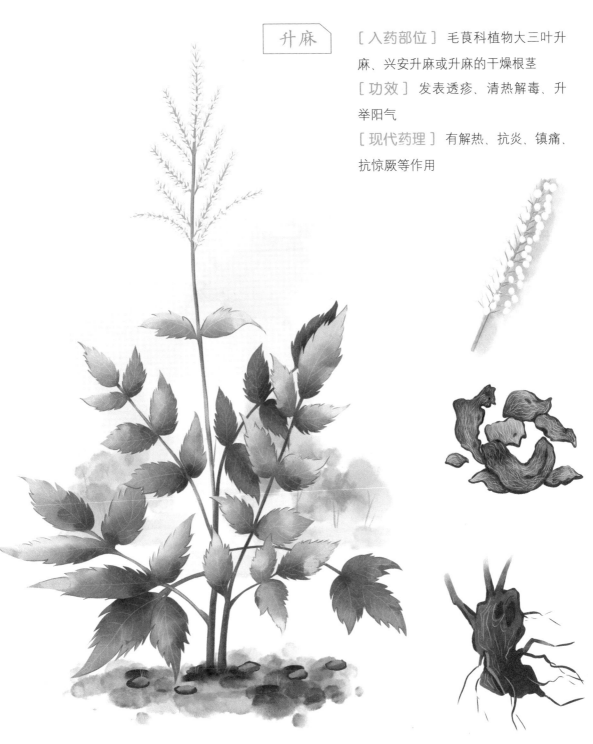

升麻

[入药部位] 毛茛科植物大三叶升麻、兴安升麻或升麻的干燥根茎

[功效] 发表透疹、清热解毒、升举阳气

[现代药理] 有解热、抗炎、镇痛、抗惊厥等作用

努力没有白费，学炒药、制药，跟着药铺的郎中学习医术。看来时光不负有心人，付出终究会得到回报。

由于周周的医术高超，周家医馆很快有了名气，来找周周看病的人越来越多。而周周再也不是那个沉默寡言、内心自卑的少年了。

周麻的故事一传十、十传百。后来，大家在周麻中间加了一个"升"字，变成周升麻。再后来，郎中们干脆叫它升麻。

这种演变，不仅仅是因为升麻有升举阳气的功效，还为了纪念那个摆脱自卑、逐步自信、逐渐优秀的少年。

藁本：
治感冒、除头痛的良药

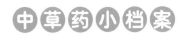

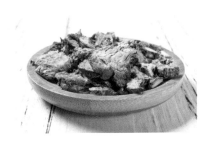

藁本的入药部位为伞形科植物藁本或辽藁本的干燥根茎及根，气浓香，味辛、苦、微麻，外表皮棕褐色，切面黄色，多为生用。它有发表散寒、祛风胜湿、止痛的功效。现代药理研究认为，藁本有镇静、镇痛、解热及抗炎等作用。

　　大家看到"藁本"的"藁"字，心里就有可能打鼓了，这个字念什么呢？它读作 gǎo，本义指多年生草本植物，藁本的茎直立中空，根可入药。

　　藁本气味浓香，味道有点苦，会麻舌。它是治疗风寒感冒、

藁本

[入药部位] 伞形科植物藁本或辽藁本的干燥根茎及根

[功效] 发表散寒、祛风胜湿、止痛

[现代药理] 有镇静、镇痛、解热及抗炎等作用

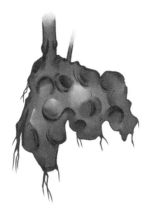

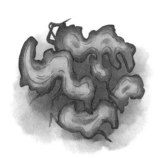

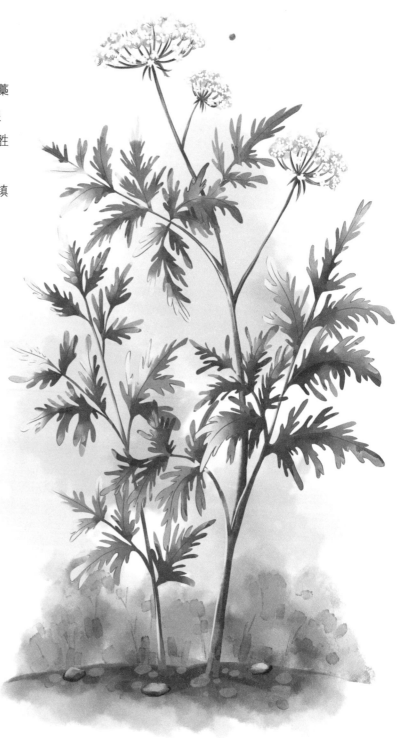

巅顶疼痛①的良药。它也可以用于治疗风寒湿痹，经常与羌活、防风、苍术等祛风湿药配伍使用。

关于藁本，有这样一个故事。

一年的夏末秋初，天气依然很炎热。有一个名叫郭果的人，为了解暑热，买了很多西瓜吃。

家人对郭果说："你体虚胃寒，不能吃这么多西瓜。"

郭果正吃得畅快，哪听得进家人的劝告。他三下五除二一连吃了好几块西瓜，直到肚子实在装不下才肯罢休。

到了晚上，郭果就出现了腹胀、腹泻的症状。加之夜晚凉，郭果衣衫穿得单薄，被冷风一吹，第二天他就病倒了。郭果整个人感觉没有精神、鼻塞、头痛沿至巅顶。

家人念叨说："夜里凉了你不知道加衣服，白天还吃那么多西瓜，这下好了！"郭果正浑身难受呢，面对家人的责怪感到无可奈何。家人看他一副病恹恹的样子，也不忍再多加责备，赶紧去请郎中来医治。

郎中了解病情后，立即就想到了藁本。它不仅能用于风寒感

---

① 中医病名，即头顶疼痛。

冒，而且有较好的止痛作用。除了藁本，郎中还配了川芎、苍术等药物，煎煮给郭果服用。

郭果才吃了一服药，便见了效果，吃了三服药后基本痊愈了。然而，家人又给他端来一碗汤药。郭果不明白了，病都好了怎么还要吃药呢？

家人看着他说："前三天的药是给你治病的，这碗汤药是让你长记性的，感受一下味道如何？"

郭果喝完汤药，不由自主地说："这药苦啊！"

家人哈哈一笑，说："记得就好，下次还乱吃吗？"

郭果哪敢吱声。俗话说，吃一堑、长一智。他受了这次教训后，开始重视身体，坚持锻炼，再也不敢图一时之快，乱吃乱喝了。由于郭果注重调理身体，他活到八十多岁时，仍少有病痛。

石菖蒲：

醒脑开窍的良药

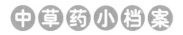

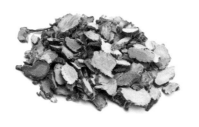

石菖蒲的入药部位为天南星科植物石菖蒲的干燥根茎，气芳香，味苦、微辛，多为鲜用或生用。它有开窍豁痰①、醒神益智、化湿开胃的功效。现代药理研究认为，石菖蒲有镇静、抗惊厥、抗抑郁和抗脑损伤等作用。

石菖蒲长在潮湿的水边，中医将石菖蒲视为芳香豁痰开窍的要药。现代医学认为它对成人健忘、记忆力衰退等病症有较好的治疗作用。

---

① 中医术语，一般指把体内的痰祛除。

石菖蒲中含有挥发油，能调节胃肠运动，达到开胃消食的效果，对肠胃炎症也有一定的缓解作用。

石菖蒲可以煎汤或入丸、散内服，也可以煎水洗或研末调敷。

石菖蒲很早就作为中药材使用。相传，有这样一个关于它的故事。

这一年的科举考试快到了。陈账房的儿子读书成绩一向很好，眼看考试在即，儿子却说身体不适。他时常耳鸣，精神紧张，茶饭不思，看不进去书，更别说写文章了，而且喉咙里总觉得有痰，脑子里一片混沌。陈账房急了，赶紧请郎中为儿子看病。

郎中看后开了药方，建议陈账房的儿子注意休息，切不要再过度用脑。陈账房也知道儿子疲劳过度，可是马上就要考试了，这个时候休息岂不是前功尽弃？陈账房让郎中给儿子多开点药，郎中照办，可是儿子吃了这些药，却一点儿效果都没有。

见此状况，陈账房非常着急，他又去请别的郎中，别的郎中也只是开了些安神的药方，儿子吃了依然没有效果。

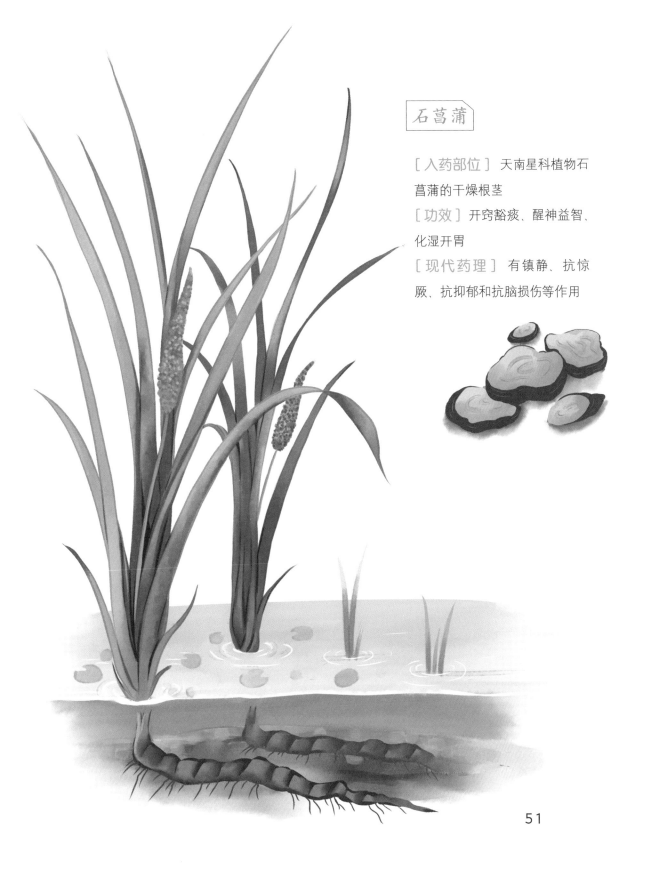

石菖蒲

[入药部位] 天南星科植物石
菖蒲的干燥根茎

[功效] 开窍豁痰、醒神益智、
化湿开胃

[现代药理] 有镇静、抗惊
厥、抗抑郁和抗脑损伤等作用

51

几个郎中开的药都不行，陈账房更着急了，逢人便问有什么法子，或者什么偏方能帮助儿子醒脑。终于，功夫不负有心人，他从一位老人嘴里得知一味中草药——石菖蒲。

老人说，石菖蒲煎煮内服能治他儿子的病。陈账房听后高兴极了，几乎采光了乡里的石菖蒲。儿子服用后果然有效，那年科举，高中进士。陈账房闻讯喜极而泣。

重阳节那天，入朝为官的儿子回到家中。他看见仍在操劳的父亲，不禁想起了那个"偏方"。

他问了宫里的御医，御医说石菖蒲的确有开窍豁痰、醒神益智的功效，而且医书上也有这样的记载。但陈账房的儿子觉得，他的病也不全是石菖蒲的功劳，还有他父亲深深的爱。两者搭配，才让他恢复了健康。

益母草:

有益女性的活血调经药

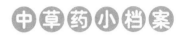

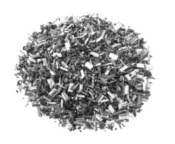

益母草的入药部位为唇形科植物益母草的新鲜或干燥地上部分,多为鲜用或生用。它有活血调经、利尿消肿、清热解毒的功效。现代药理研究认为,益母草有兴奋子宫平滑肌、利尿、防治急性肾小管坏死、保护心肌等作用。

痛经、产后腹痛是女性常见的病症,这些病痛严重影响了女性的健康生活。而益母草对这些病症有很好的疗效,因此益母草有"妇科圣药"的美誉。

益母草可以泡水喝,也可以做成茶饮,还可以做成膏剂。只

益母草

〔入药部位〕唇形科植物益母草的新鲜或干燥地上部分

〔功效〕活血调经、利尿消肿、清热解毒

〔现代药理〕有利尿、防治急性肾小管坏死、保护心肌等作用

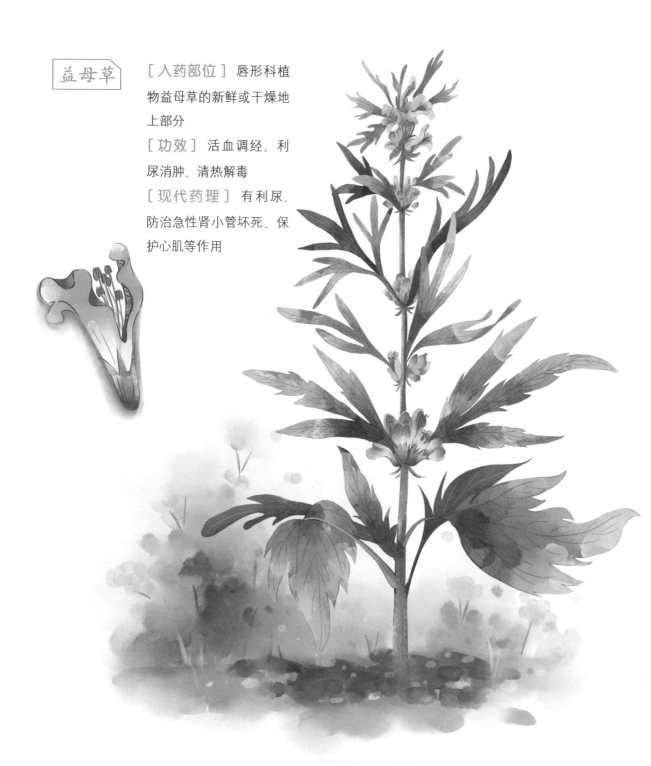

要合理搭配，用益母草还可以制作出很多美食。加工后的益母草，不仅保留了其原有的功效，而且口味非常好，深受人们的喜爱。

益母草早期叫坤草，为什么后来改名为益母草呢？据说与程咬金有关。

说起程咬金，很多人都知道，他是隋唐时期的英雄人物。他性格豪迈，心地淳朴善良，而且骁勇善战。

程咬金年少时父亲就去世了，是母亲含辛茹苦地将他养大。母亲对他严加管教，让他学武艺，读兵书，希望他成才。

程咬金也不负母亲的期望，参军后屡立战功，当上了大将军。

虽然程咬金取得了一些成就，但他不注意自己的名声，做事总是大大咧咧，不拘小节。有人给他取了一个外号叫"混世魔王"，他一点儿也不在乎，结果让他吃了不少亏。

程咬金行军打仗多年，心中始终惦记着一件事。母亲生了他之后，总是腹痛，而且下肢水肿。病痛折磨了母亲许多年，为此，程咬金找了很多郎中，可是都没有治好。

这些年，程咬金东奔西走，到处打听能治母亲病的良方。不仅如此，他还托朋友们帮忙打听，可是药方实在难寻，程咬金一直没有找到。

一天，一位朋友兴冲冲地跑到军营来找他，说有一味药能治他母亲的病。程咬金听了喜出望外，立刻让朋友把药拿来。那朋友却支支吾吾地说药方在郎中那儿，具体是什么药，他也不知道。

程咬金没有多想，便让朋友带路去找郎中。他们来到一个小村庄，找到了郎中，谁知被郎中一口拒绝。程咬金以为是给的钱不够，说只要能医治好母亲的病，让他出多少钱都愿意。

郎中不是为钱，而是害怕"混世魔王"，不想与他打交道。程咬金性急，火爆脾气上来了，抓住郎中后，挥起拳头就要打。

郎中知道躲不掉，倔强地昂起头，坚决不把药方拿出来。程咬金见郎中如此倔强，心生一计。他放开郎中，转身离去。

过了两天，一个妇人因肚子痛来找郎中。郎中诊断后，到药柜抓好药，交给妇人。妇人离开后，程咬金找到她，说明来意。妇人没有拒绝程咬金的要求，把药方拿给程咬金看了看。

程咬金一看，郎中开的不就是坤草吗？他立刻命人去采这种药，回家照着郎中的法子煎煮。等熬好后程咬金先尝，没有异常后再给母亲服用。

程母喝了这药一段时间后，身体不适的症状明显减轻了，程咬金非常高兴。只是要彻底医治好母亲的病，还需要郎中的诊治。他再次找到郎中，表明来意，但郎中依然记着程咬金要打他的事，没理会程咬金。

这时，程咬金的朋友看出了郎中的心事，说程咬金"混世魔王"的名头是吓唬敌人的，其实对母亲，他是孝子，对妻子，他是一个好丈夫。而程咬金也诚心诚意地道歉，说自己行事太鲁莽了。

郎中回想这两次接触，也觉得程咬金并非像外人传的那样，是个不讲道理的"混世魔王"。经过一番深思熟虑，他决定把药方告诉程咬金。

拿到药方的程咬金喜笑颜开，他说这药草叫坤草不妥，应该叫益母草才对。朋友听后没反应过来，问为何要叫此名？程咬金说："益，就是有益，而母就是母亲，益母草就是有益母亲、能治病的药草。"

听他这么一解释，大家纷纷竖起大拇指，想不到一个粗人也会给药起名。

程咬金苦心寻药为母治病的故事流传至今，后人为了纪念程咬金的孝子之心，就把这味药按照程咬金的说法，叫作"益母草"。如今，益母草已成为常用的中草药，用于有需要的患者。

知 识 小 链 接

"有草人不识，弃之等蒿莱。"明代哲学家、教育家陈献章的这句诗说的便是益母草。益母草经常被当作路边的杂草，认识它的人并不多。其实，《诗经》中即有关于益母草的记载："中谷有蓷（tuī）"，其中的"蓷"便是益母草。益母草素有"女人草"的美誉，是历代医家用来治疗妇科疾病的要药，医学著作《神农本草经》将益母草列入上品。

当归：

补血第一药

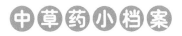
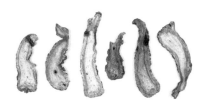

当归的入药部位为伞形科植物当归的干燥根，质柔软，切面为黄白色，气香浓郁，主产于甘肃，多为生用或酒炙用。它有补血活血、调经止痛、润肠通便的功效。现代药理研究认为，当归有抗血栓、抗损伤、保肝、降血脂、缓解心肌缺血、增强机体免疫力等作用。

当归是人们熟悉的一种补血中药，被誉为补血第一药。它非常适合面色发黄、苍白，头晕目眩、失眠的血虚人士。老百姓喜欢用它煮鸡蛋，做成当归蛋；或用它做药膳，比如当归补血

当归

[入药部位] 伞形科植物当归的干燥根

[功效] 补血活血、调经止痛、润肠通便

[现代药理] 有降血脂、缓解心肌缺血、
增强机体免疫力等作用

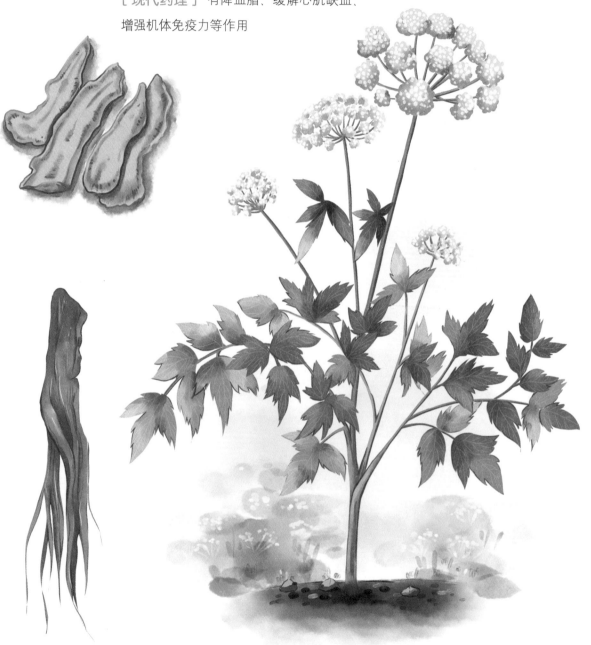

汤等。

当归是常用的中药材。它既是妇科调经的要药，也是内科补血的佳品；外科、伤科消肿疗伤也经常用到它，因此有"十方九归"的说法。

《本草纲目》记载：当归调血，为女人要药，有思夫之意，故有当归之名。这句话除了指出当归的作用，也包含着一个小故事。

相传古时候有个叫王民的人，以采药为生。有时，他为了采一种药材，不得不去很远的地方。

有一年，他的妻子怀孕了。妻子孕后精气不足，脸色苍白，妊娠反应又严重，家里人虽然请郎中诊治，也抓了一些药调养，但是没有明显好转。眼看妻子就要生产，王民心中焦虑万分。

王民受药铺老板所托，要去甘肃的岷县采药。此去山高路远，妻子很担忧。王民想为家里增加一些收入，便安顿好妻子，匆匆上路。一路上，他心中想着除了完成采药任务，也尽可能找一些补血的药材。

他走后的第二天，下起了大雨，路上满是泥泞，妻子担忧丈夫滑倒受伤。一个星期过去了，她没有收到丈夫的消息，心中更是焦急，不时地透过窗户张望，念叨着丈夫何时归来。

半个月过去了，妻子仍然没有收到王民的消息。她十分着急，挺着大肚子去找药铺老板。可是岷县路途遥远，那个年代又没有电话和手机，药铺老板也不知道确切的消息。她感到很无奈，只能在家盼着丈夫早日归来。

一个月过去了，一些采药人已经平安归来，可是王民仍然杳无音信。妻子担心地哭了起来，哭过之后依旧是漫长的等待。

而王民早已到达岷县，他没有歇息就去采药。他也挂念妻子，所以他想尽快完成任务，采到足够的药材就可以早日回家。然而欲速则不达，他在上山途中，不小心从半山腰摔了下来。

王民疼痛不已，挽起裤腿一看，大腿被划开一道口子，鲜血喷涌而出。他一时间无法爬起，索性躺在草丛中休息。不知道过了多久，他被母鹿的叫声惊醒，发现不远处有一头正在生产的母鹿。母鹿生完小鹿后很虚弱，可它并没有休息，而是用嘴巴去刨身边草地里的一种草。

它在干什么？王民躲在草丛中暗暗观察。只见母鹿在地上不断地刨，终于刨出一块很肥大的根，母鹿立刻嚼着吃了。吃完以后，母鹿的身体似乎不那么虚弱了，不一会儿竟然带着小鹿欣然离开。

王民看在眼里，记在心上，挣扎起来用锄头挖了一些这种植物的根。这种根外表皮是黄棕色，香气浓郁。

他下山回到住处，睡了一觉。第二天起来，伤口已经结痂，只是身体感到虚弱。王民将带回的植物根煮水服用，汤味微甜，带着一点儿苦味，还好不难喝。

王民服用几次后，觉得气血旺盛。他凭着多年的采药经验大胆推断：这种植物的根有补血的作用。他想到气血不足的妻子，这种草药不是正好可以给妻子服用吗？所以王民完成采药任务后，带着它日夜兼程地赶回了家。

当他赶到家里时，妻子已经分娩，身体非常虚弱。看到朝思暮想的丈夫归来，妻子激动地哭着说：“还以为你不再归家。”王民听了一边安慰妻子一边说：“不会的，我当然要归家。”

晚上，王民把采摘回来的植物根熬成水给妻子服用。一连三天过去，妻子的脸色渐渐红润，身体也不再虚弱无力。妻子问：

"这药这么好，叫什么名字？"王民灵机一动说："我和这药一起归家的，就叫它当归吧。"

知识小链接

当归 按部位分，当归可分为当归头、当归身、当归尾，合起来用即全当归。中医传统习惯认为，当归头、当归尾偏于活血破血，当归身偏于补血，全当归补血、活血两者均可。

鸡冠花：

止血止痢良药

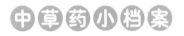

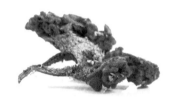

鸡冠花的入药部位为苋科植物鸡冠花的干燥花序，以朵大而扁、色泽鲜明者为佳，多切段，生用或炒炭用。

它有收敛止血、止痢的功效。现代药理研究认为，它有增强人体免疫力、机体耐受力、预防骨质疏松、抗菌等作用。

鸡冠花很美，但不似牡丹、玫瑰那般娇贵，是我们常见的花卉。它也很独特，不管是在荒地，还是在花盆里，都能适应生长，像小草一般，有着顽强的生命力。

由于鸡冠花形似鸡冠，因此有"花中之禽"的美誉。鸡冠花还对二氧化硫、氯化氢有良好的抗性，所以人们喜欢将它栽种在庭院、花坛和路边，起到绿化、美化和净化环境的多重作用。

由于鸡冠花的花色似火，所以人们用它象征一种热气腾腾的生活。关于鸡冠花，还有一个美丽的故事。

很久以前，有一对恩爱的夫妻，他们非常喜欢花，在庭院里种植了许多美丽的花，其中就有昂首挺立的鸡冠花。

丈夫很疼爱妻子和孩子，可是为了生计，他要去很远的地方工作。他很想念妻子和孩子，但在当时，一封家书要翻山越岭很久才能送达。于是，他们想了一个办法，用信鸽送信。

一年春天，丈夫又外出了，临行前他种了很多鸡冠花。春天是一个富有生命力的季节，种下的鸡冠花很快发芽、长大。远在外地的丈夫这天收到妻子用信鸽传来的消息："夫君，我们种的鸡冠花开了，可是儿子这几天总是拉肚子。"丈夫闻讯赶紧用信鸽回信："采一些鸡冠花，用水煎服，能治久痢不止。"

几天后，妻子又用信鸽传来消息："夫君，儿子身体已无大碍，恢复健康了，只是我的便中有血，身体有些不适。"丈夫看了非常着急，但又不能马上回到妻子身边，只好又用信鸽回复：

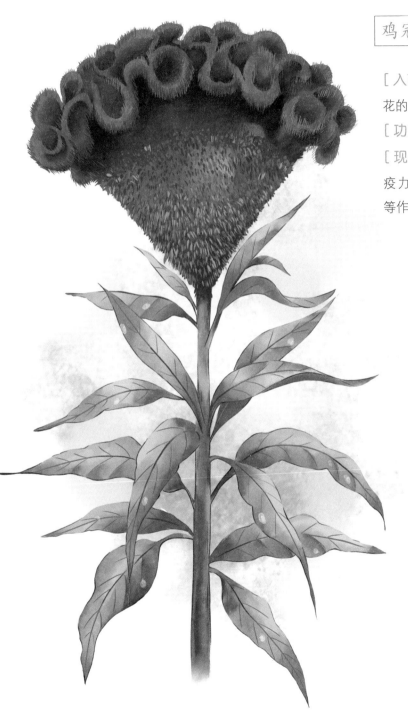

鸡冠花

[入药部位] 苋科植物鸡冠花的干燥花序

[功效] 收敛止血、止痢

[现代药理] 有增强人体免疫力、预防骨质疏松、抗菌等作用

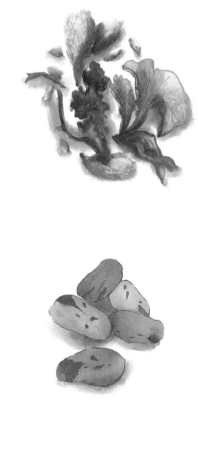

"用鸡冠花加地榆、槐花、黄芩，煎水喝，可治便血。"

又过了几天，丈夫以为妻子的病好了，但就在这时，信鸽又带信来："夫君，我便中带血已好转，但又出现吐血现象。"

看来妻子的病严重了，他万分着急，一边跟东家告假，一边用信鸽回复道："赶紧去找郎中，我尽快回来。"

等丈夫匆匆赶回家中，走到门口时，见到院子里的鸡冠花开得正艳。突然，妻子打开房门，儿子跑出来，扑到他的怀里。丈夫急切地问："你们的病怎么样了？"妻子狡黠地笑了，拉着他的手说道："你回来了，我们的病就好了。"

丈夫瞬间懂了，原来家人是想让他回家，而非真正病重。

夏枯草：

清肝火的良药

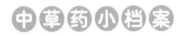

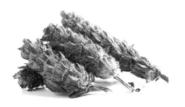

夏枯草的入药部位为唇形科植物夏枯草的干燥果穗①，以穗大、色棕红者为佳，多为生用。它有清肝泻火、明目、散结消痈的功效。现代药理研究认为，夏枯草有降血压、降血糖、抗炎、抑制结石形成等作用。

有一种野草不仅在山沟、水湿地或河岸两旁的湿草丛中可见，而且在路边、荒地等处也经常见到。每年的五六月份，它会长出"麦穗"，开出紫红色的小花。可到了夏天，它就会枯萎，

---

① 指某些植物（如玉米、高粱）的果实聚集在一起形成的穗。

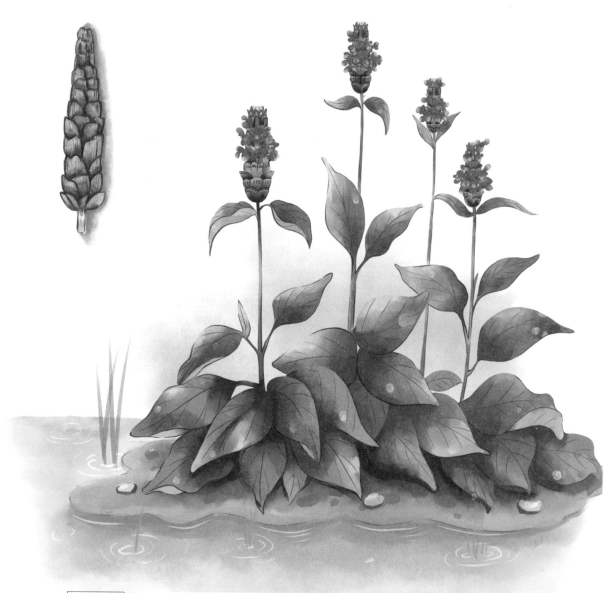

夏枯草　［入药部位］唇形科植物夏枯草的干燥果穗
［功效］清肝泻火、明目、散结消痈
［现代药理］有降血压、降血糖、抗炎、抑
制结石形成等作用

70

是一种很有"个性"，而且有点"奇葩"的植物。

它的个性主要表现在很少有虫害，一副"百毒不侵"的样子。可到了夏天，许多植物正娇艳芬芳，它却枯萎，像消失了一般，因此被人们称为"夏枯草"。

夏枯草性寒，能清肝明目。在广东一带，人们做凉茶时常用到夏枯草。夏枯草跟其他食材搭配，能达到清热祛湿、防暑降温的效果。

夏枯草在农村通常被当作杂草除掉，殊不知，它的药用价值非常高。相传，古代有一位书生因对夏枯草不了解，结果弄得个贻笑大方。

这位书生脖子上长了一串串黄豆大小的肿块，肿块溃破流脓，让他感到痛苦万分。

一位采药老人见状好心告诉他，这种病叫瘰疬（luǒ lì），并且还说自己有治此病的方法。书生连忙向老人请教如何治此病。

老人带书生来到山沟水湿的草丛边，找到一种开着紫色花穗、花萼为钟形的草。他对书生说："这种草药叫夏枯草，煎汤服用，定能治愈你的病。"

书生将信将疑，采了一些草药回去煎煮服用。一个星期后，书生发现此种草药确有疗效。半个月过去，他脖子上的瘰疬基本消除，书生这才相信了采药老人的话。

这年秋天，书生在路上看见县令的儿子脖子上也长有许多黄豆般的肿块。书生认得这病，想到采药老人给他介绍的草药，于是他找到县令，表示自己能治好他儿子的病。

县令听了皱着眉摇摇头，心想：这书生平日里读的又不是医书，怎么可能会治病呢？

书生说："此病叫瘰疬，河边有一味草药能医治。"

县令听得神乎其神，但心中还是充满疑惑。书生看出县令的疑虑，于是发誓道："县令大人，我说的都是实话，如果我说的草药治不好你家公子的病，你可以治我的罪。"

县令听了微微点头，这才有了几分相信，但还是犹豫了好一会儿，才决定让书生试试。

书生来到上次采药的地方寻找开紫花的草药，可是他找了很久，却不见草药的踪影。书生急得满头大汗，又仔细找了半天，结果还是没找到。

黄昏，书生两手空空回到了县衙。见到书生，县令立刻问："药呢？"

书生一脸窘迫，吞吞吐吐地说："平时还看得到，不知为何今天去找就突然不见了。"

县令本就对他不信任，又听到他的辩解，气不打一处来，怒道："难道那草药还有遁身术不成？"

此话一出，惹得周围的人哈哈大笑。

书生慌了，低着头不再说话。

县令虽然没有治书生的罪，但书生闹的笑话不胫而走，成为百姓茶余饭后的谈资。而书生也感到奇怪，这草药怎么几个月就没了踪影呢？难道真的有遁身之术？

采药老人也听说了此事，叹道："那草药名为夏枯草，一到夏天便会枯死，当然就采不到了。"

书生听后，羞愧难当，这时他才明白此草药为什么叫夏枯草，原来是因为它的特性，到了夏天自然枯死。看来很多事不懂就不能乱说，否则必然会闹出笑话。

木贼：

治眼疾的草药

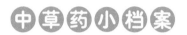

中草药小档案

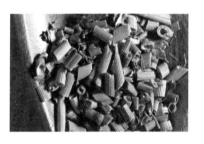

木贼的入药部位为木贼科植物木贼的干燥地上部分，以茎粗长、色绿、质厚、不脱节者为佳，多为生用。它有疏散风热[①]、明目退翳的功效。现代药理研究认为，木贼有抗菌、扩张血管、抗凝血、降血脂、降血压、镇静等作用。

见过木贼的人，多少会留下一些印象。它生长在路旁、河边、杂草地等处，看起来一节节的，外实而中空，就像笔筒一

---

① 中医病症名，指以风和热相结合的病邪。临床表现为发热重、咳嗽、头胀痛、口渴、舌边尖红、目赤、咽痛等。

74

样，所以也叫笔头草。

木贼粗糙有节，在古代，常用这种草来打磨木制品，可以保证部件的光滑、亮度。由于它将木制品粗糙的表面擦掉了，对木器而言，表皮像被偷走了一般，因此人们叫它木贼。

木贼也是一味良药，特别适用于眼睛，是治疗眼病的要药。它能"擦去"眼中的翳障，因此，木贼被称为擦亮眼睛的草药。

关于木贼名字的来历，还有另一种说法，是一个跟读书人有关的故事。

古时候，对于很多人来说，科举考试可以改变命运。但是一些不学无术的子弟，也想浑水摸鱼，他们挖空心思作弊，结果害了自己。

这年乡试来临，一位外号叫"贺笔头"的书生也要参加考试。贺笔头平时游手好闲，根本没读过什么书，最喜欢拿着笔头草把玩。很多人做题手里拿着笔，偶尔把玩一下，而这位贺笔头，喜欢把笔头草叼在嘴里，因此便有了这样的绰号。

眼看就要考试了，贺笔头赶紧临阵磨枪，奋战了两天两夜。

但看着桌上的一摞书，他知道无论怎么努力都来不及了，于是灵机一动，计上心头。

考试那天，贺笔头带上笔墨来到考场。考试结束后，他努力抑制内心的兴奋，而嘴角却难掩得意之色。

放榜那天，贺笔头得了高分，名列榜首。大家纷纷质疑，平日里根本不读书、做文章的贺笔头为何考了高分？这其中一定有问题！于是大家纷纷上前询问，有的考生甚至提出要重新考试。

为了公平起见，主考官决定当场复试。贺笔头叼着笔头草，坐在椅子上满头是汗。考试结束，贺笔头的考卷上只写了寥寥几个字。

主考官看了直皱眉，问贺笔头是怎么回事。贺笔头支支吾吾，说了半天也没解释清楚。但他心里很清楚，自己是因为作弊才取得了高分。

主考官大怒，骂道："你这个贼子，不好好读书，还投机取巧。"

贺笔头大急，嘴里叼着的笔头草落在地上，一口方言脱口而出："木有（没有），木有……"

木贼

[入药部位] 木贼科植物木贼的干燥地上部分

[功效] 疏散风热、明目退翳

[现代药理] 有抗菌、扩张血管、抗凝血、降血脂、降血压、镇静等作用

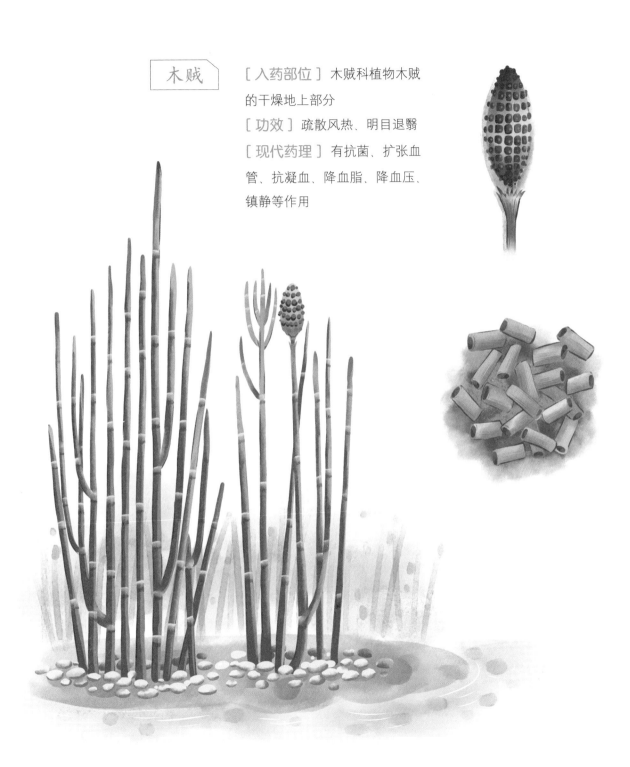

众人听了又好气又好笑，有人故意逗他："什么木有木有的，我看你就是个木贼。"

主考官看着贺笔头把玩的笔头草，叹了口气说："科举是为国家选拔人才，而你腹中空空，无半点才华。就像你把玩的笔头草，外实中空，亏你还能厚着脸皮来参加考试。"

之后，贺笔头的成绩作废，终生禁考。有人觉得叫他贺笔头有辱斯文，应该叫贺木贼，而笔头草也被人改名为"木贼草"。

此后木贼草的故事到处流传，本来"笔头草"是挺文雅的一个名字，结果被冠以"贼"名。好在木贼虽然名字不好听，但因为这个故事也算是被人们记住了。

后来，郎中发现木贼是一种良药，被用于各种方剂中，至今仍广泛应用。

桑叶：
治风热感冒的良药

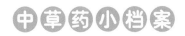

桑叶的入药部位为桑科植物桑的干燥叶，初霜后采收，以色黄绿者为佳，多为生用或蜜炙用。它有疏散风热、清肺润燥、清肝①明目的功效。现代药理研究认为，桑叶有抗炎、抗疲劳、抗凝血、降血糖、降血脂等作用。

"春蚕到死丝方尽"是我们经常吟诵的诗句，蚕在我们心中留下了很深的印象。

桑叶可用来喂养蚕宝宝，而蚕宝宝长大后吐丝成茧，蚕茧可

---

① 中医术语，有清除肝热、泻肝火的意思。

以加工成丝绸，用丝绸制成的服装，质地轻薄、光滑柔软，深受国内外人们的喜爱。

桑叶应用广泛，可以做茶饮，也可以做药用，是一味非常好的中药材。它的药用价值甚至可以和人参相提并论，并有"人参热补、桑叶清补"的美誉。

它可以用于治疗风热感冒、肺热咳嗽、头痛眩晕、目暗昏花等病症。此外，桑叶还能凉血、止血，用于治疗血热妄行引起的咳血、吐血等。

关于桑叶有一个典故，叫作"吴楚争桑"。

春秋时期的吴国和楚国是邻国，有一棵桑树就长在两国的交界处。春天来了，楚国女子到这棵桑树下采摘桑叶，而吴国女子也要采摘，两名女子发生了争执，后厮打在一起。

吴国女子得胜，采摘到桑叶回去了。楚国女子回家后把自己被打的事情说给家人听。她的家人很生气，跑到吴国女子家理论。双方争得面红耳赤，结果又打了起来。

吴国这边的官员听说以后，不是妥善安抚，而是怒气冲冲地带人将楚国这个边境小城占领了。

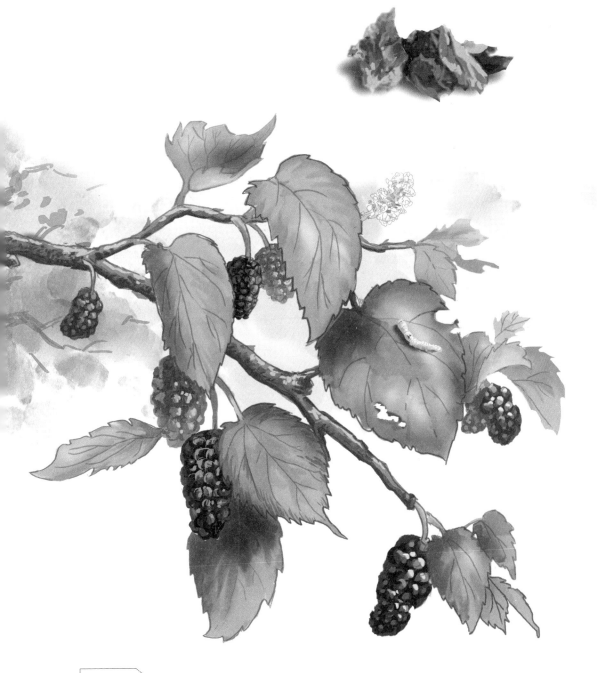

桑叶　[入药部位] 桑科植物桑的干燥叶

[功效] 疏散风热、清肺润燥、清肝明目

[现代药理] 有抗炎、抗疲劳、降血糖、
降血脂等作用

楚国又岂肯罢休，两国的战争就这样爆发了。

一场战争下来，两国损失惨重，房屋被毁，百姓死伤无数，这让两国深感后悔。是啊，为了一点蝇头小利，闹得人仰马翻，实在是不值。

知 识 小 链 接

中药材的采收时间会直接影响中药的品质。唐代医药学家孙思邈在《千金翼方》中记载："夫药采取不知时节，不以阴干暴干，虽有药名，终无药实。故不依时采取，与朽木不殊，虚废人功，卒无裨益。"民间也有"当季是药，过季是草""三月茵陈四月蒿，五月六月当柴烧"等农谚。中医历来认为经过霜打的桑叶，药用价值更高，称"霜桑叶"或"冬桑叶"，又称"铁扇子"。《神农本草经》中，桑叶被称为"神仙草"。霜桑叶具有上乘品质，这在众多医药本草或典籍中都有记载。

乌梅：

生津止渴的梅子

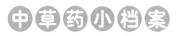

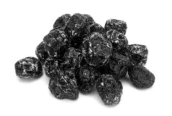

乌梅的入药部位为蔷薇科植物梅的干燥近成熟果实，有敛肺[①]、涩肠、生津、安蛔的功效。现代药理研究认为，乌梅有收敛、止泻、抑菌、镇咳、抗过敏、抗氧化等作用。

夏天时很多人可能会想到喝酸梅汤，那酸酸甜甜的味道，想一下都要流口水。而酸梅汤里的"梅"就是乌梅，有生津的作用。

---

① 中医术语，敛有收敛的意思。肺脏是呼吸系统的重要器官，是人体外气体交换的场所。敛肺有收敛肺气的意思。

乌梅 ［入药部位］蔷薇科植物梅的干燥近成熟果实

［功效］敛肺、涩肠、生津、安蛔

［现代药理］有收敛、止泻、抑菌、镇咳等作用

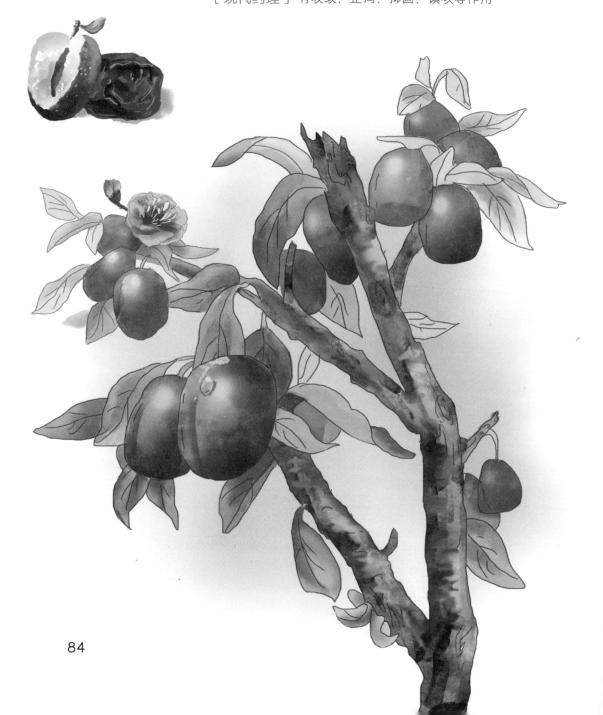

乌梅除了做酸梅汤，蜜制乌梅也是我们爱吃的零食，那种酸甜的口味能激发我们的食欲。除此之外，人们还喜欢用乌梅做糕点、汤剂，以及粥膳。

乌梅不仅是食品，也是药品。如果有过敏性鼻炎、过敏性荨麻疹，可以用乌梅与五味子、防风、银柴胡搭配服用，能收敛益气；如果有蛔虫所致的腹痛，可以食用乌梅，能安蛔止痛。

在中成药及中医方剂中，乌梅使用更多，如乌梅膏、乌梅粥、乌梅丸、清咽丸等都含有乌梅。

乌梅不仅好吃，而且还有一个望梅止渴的成语故事呢。

东汉末年，曹操带兵去攻打张绣的军队。由于路途遥远，加上天气炎热，士兵们带的水都喝完了，个个感到饥渴难耐，一副萎靡不振的样子。

曹操目睹士兵们的模样心中焦急，这样不仅会影响士气，削弱战斗力，而且能不能到达张绣的领地都不知道。他灵机一动，骑马跑到一个山坡上，对着远方不住地眺望，然后回来高兴地对士兵们说："我们加快速度，前方有一片梅林，正好可以用来解渴。"

士兵们一听，想起梅子那酸酸的味道，口水都要流出来了。这时候，他们感到不渴了，而且精神振作起来，行军的速度也加快了。最后，士兵们在曹操带领下找到了水源，并且成功打败了张绣。

"望梅止渴"这一成语就是从这个故事中提炼出来的。士兵们为什么听到梅子就不渴了呢？因为梅子有生津的作用。

可有人好奇了，望梅止渴的"梅"是乌梅、杨梅，还是其他的梅子呢？因为梅子的种类很多，而且味道大多是酸的，都能生津。

其实曹操所说的是"梅"指青梅，为梅树结的果，而乌梅是青梅近成熟时采收，低温烘干后闷至色变黑而成。

枸杞：

滋补肝肾的"长寿药"

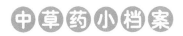
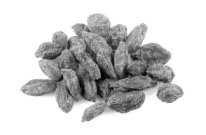

枸杞的入药部位为茄科植物枸杞的干燥成熟果实，以粒大、色红、肉厚、质柔润、籽少、味甜者为佳，多为生用。它有滋补肝肾、益精明目的功效。现代药理研究认为，枸杞有增强和调节免疫功能、促进造血功能、延缓衰老、降血脂等作用。

枸杞是我们再熟悉不过的了，医院的中药房、药店和大超市都有售卖。在国家卫生健康委员会公布的 87 种药食两用的名单中就有枸杞子。它能滋补肝肾，有"滋补软黄金"的美誉。

枸杞的用法非常多，可以煲汤、泡酒、做成各种茶饮。在这

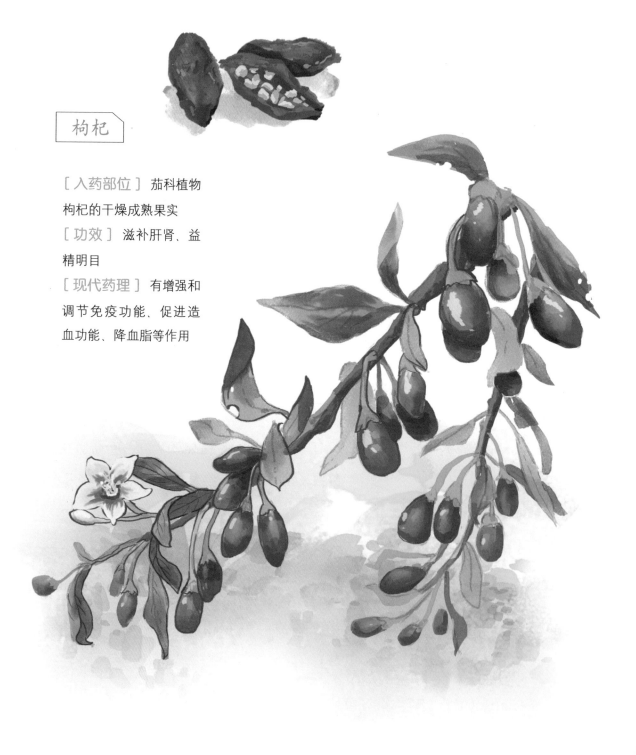

枸杞

[入药部位] 茄科植物
枸杞的干燥成熟果实
[功效] 滋补肝肾、益
精明目
[现代药理] 有增强和
调节免疫功能、促进造
血功能、降血脂等作用

88

些做法中，最常见的就是枸杞菊花茶，能静心、安神、去焦躁。也有人嫌麻烦，直接嚼着吃，不仅味道好，效果也不错，枸杞中的营养成分能够得到更加充分的吸收。

枸杞是常用中药材，《神农本草经疏》中说它是肝肾真阴不足、劳乏内热补益之要药。

关于枸杞，有这样一个小故事。

相传有一位书生，体弱多病，准备到终南山上求仙问道。途中他看见一位"年轻女子"正在骂一位年迈老妇。这位书生当即很气愤，上前责备"年轻女子"："你年纪轻轻，怎么忍心骂一位年迈的老太太？"

"年轻女子"指着老妇人说："这是我儿媳妇。"书生听了当然不信，连忙问老妇人，"是吗？"

老妇人说："对，她是我婆婆，已经九十多岁了。"

此话一出，书生大吃一惊，他瞪大眼睛仔细打量"年轻女子"，表面看她也就三十来岁的样子，怎么也不像九十多岁的老人，难道她有什么法术，或是吃了什么仙丹？他这样想着就问了出来："老人家，您是吃了长生不老药吗？"

"年轻女了"听了哈哈大笑说:"我上哪儿去吃长生不老药,我只是常吃枸杞,现在头发黑了,眼睛也亮了,皮肤都光润了,所以看上去就显得非常年轻。而我这个儿媳妇,她不吃枸杞,平时也不锻炼,身体出了一堆毛病,还不到七十岁,已经老成了这个样子。你说该不该骂她?"

故事虽然有些夸张,但是从药理上来说,枸杞的确有增强和调节免疫功能、延缓衰老的作用。

知 识 小 链 接

《神农本草经疏》 又名《本草经疏》,明代末年著名中医临床学家、中药学家缪希雍所著。他将《神农本草经》中的药物和《证类本草》中的部分药物共490种,分别用注疏的形式,加以发挥,阐释药理,详列病忌药忌。该书是明代最重要的中药学著作之一,也是注解《神农本草经》最重要的本草文献之一。

山楂：

消食降脂的开胃药

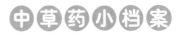

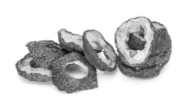

山楂的入药部位为蔷薇科植物山里红或山楂的干燥成熟果实，以片大、皮红、肉厚、核少者为佳，多为生用或炒黄、炒焦用，作用各异。它有消食健胃、行气散瘀、化浊降脂的功效。现代药理研究认为，山楂有助消化、保护心脏、降血脂、增强免疫功能、抑菌等作用。

很多人都会在超市或水果店买山楂果。这种水果吃起来酸酸甜甜的，非常开胃。每到节假日，如果每天大鱼大肉，暴饮暴食，腹中就会不知不觉积蓄一肚子油水，甚至会出现腹部不适、恶心、腹泻等症状。这时候，吃一点山楂，能起到消食健脾的作用。

山楂常用来做成冰糖葫芦，焦脆酸甜，大人小孩都爱吃。关于冰糖葫芦，还有一个有趣的故事呢。

相传，在南宋绍熙年间，宋光宗最宠爱的妃子黄贵妃病了。她面黄肌瘦，腹胀，不思饮食，恶心呕吐。宋光宗非常着急，赶紧传御医医治。御医把脉，观其神色，说没有什么大病，可能是劳累过度，就开方用了一些贵重的滋补药。

一连几天过去，贵妃服了很多药，可是病情却不见好转。宋光宗眼见爱妃日渐憔悴，心疼不已，责怪御医没用，情急之下只好在城里张榜求医。

这事传得沸沸扬扬，被一位江湖郎中知道了，便自信满满地揭了皇榜。他来到皇宫，众人都很好奇这位江湖郎中有什么本事能治贵妃的病，他又会用什么神奇的药呢？

江湖郎中给贵妃把完脉后，沉默不语。宋光宗急了，问需要什么药，什么奇珍异草，他都可以满足。

江湖郎中说："哪需要什么名贵药材，只需要山楂果和冰糖

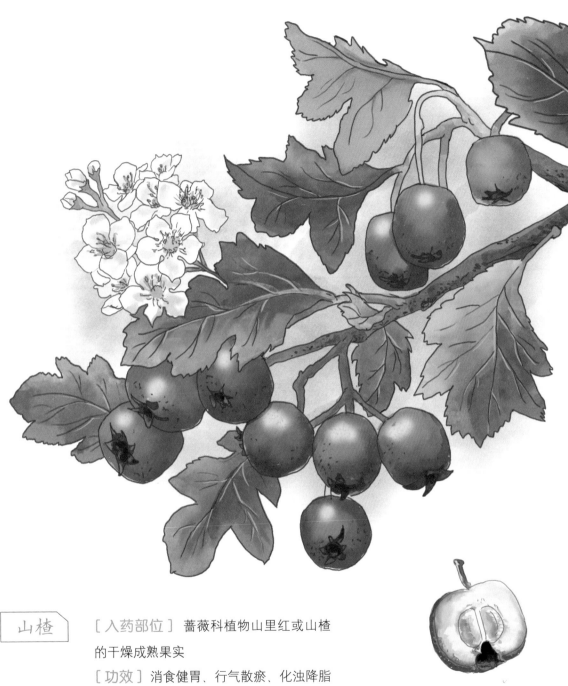

山楂

［入药部位］蔷薇科植物山里红或山楂
的干燥成熟果实

［功效］消食健胃、行气散瘀、化浊降脂

［现代药理］有助消化、保护心脏、降
血脂、增强免疫功能等作用

水，两三天就可见效。"

皇宫里的众人面面相觑，都觉得不可思议。宋光宗想，反正冰糖和山楂吃了也无碍，不妨试试。于是传令御医照着江湖郎中给出的方子给贵妃服用。

山楂果加上冰糖，酸酸甜甜，贵妃顿时胃口大开。没几天她的身体就恢复正常，脸色又像从前一样红润。

这是怎么回事呢？原来贵妃只是消化不良。御医给她服用滋补品，贵妃本来就积食难消，食用滋补药更加剧了病症。

后来，这种吃法流传到民间，老百姓就把山楂串起来，蘸上麦芽糖稀，就是孩子们爱吃的冰糖葫芦了。

知 识 小 链 接

山楂 山楂药食两用，味酸，加热后会变得更酸，食用后应立即刷牙，否则不利于牙齿健康。生山楂可用于活血化瘀、消食作用亦强。炒山楂强于消食化积，多用于饮食积滞。焦山楂多用于食积泄泻。

莱菔子：

消食除胀的妙药

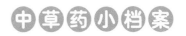

中草药小档案

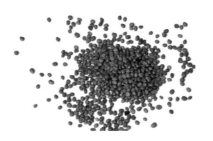

莱菔子的入药部位为十字花科植物萝卜的干燥成熟种子，以粒大、饱满、色红棕者为佳，多为生用或炒用，用时需捣碎。它有消食除胀、降气化痰的功效。现代药理研究认为，莱菔子有祛痰、镇咳、平喘、防止动脉硬化等作用。

说起莱菔子，可能很多人不知道，可说到萝卜籽，大家就都知道了。莱菔子谐音"来福"，是孩子们的"脾胃福星"，能消食化积、降气化痰。虚寒体质的孩子，适当吃一点炒莱菔子，可以降肺气和胃气，使得大便通畅，而且少积食、少咳嗽、少上火。

关于莱菔子，有一个跟慈禧太后相关的故事。

据说慈禧有一年做寿，又是看戏，又是品尝各种佳肴。第二天，慈禧便病倒了，食欲不佳，腹胀，乏力。太医认为慈禧需要补一补，所以给慈禧开的是上等的人参汤来滋补身体。

慈禧吃了不仅觉得没什么效果，反而烦躁失眠，依然腹胀，甚至还流鼻血。这下把太医急坏了，这该如何是好？可是太医不敢再乱开方子了。有人提议张榜招贤，谁能医好太后的病，必有重赏。

皇榜贴出来以后，吸引了很多人。说来也巧，一个郎中来到京城，看了皇榜以后，了解了来龙去脉，便揭了皇榜。众人劝他要小心，太医都治不好的病，你一个普通郎中能行吗？这位郎中胸有成竹，叫众人放心，他肯定能治好太后的病。

郎中给慈禧把脉以后，从药箱取出几个丸子，对慈禧说："早行晚走，各服此丸一粒，不出五日便能痊愈。"

众人惊讶，别说慈禧不信，宫里的人也不信。有人提议，还是检验一下，万一这是什么毒药呢？于是拿给太医看。太医掰开丸子，闻到一股香气，仔细看了看，又尝了尝，这才确定此药丸

菜菔子

［入药部位］ 十字花科植物萝卜的干
燥成熟种子

［功效］ 消食除胀、降气化痰

［现代药理］ 有祛痰、镇咳、平喘、
防止动脉硬化等作用

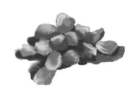

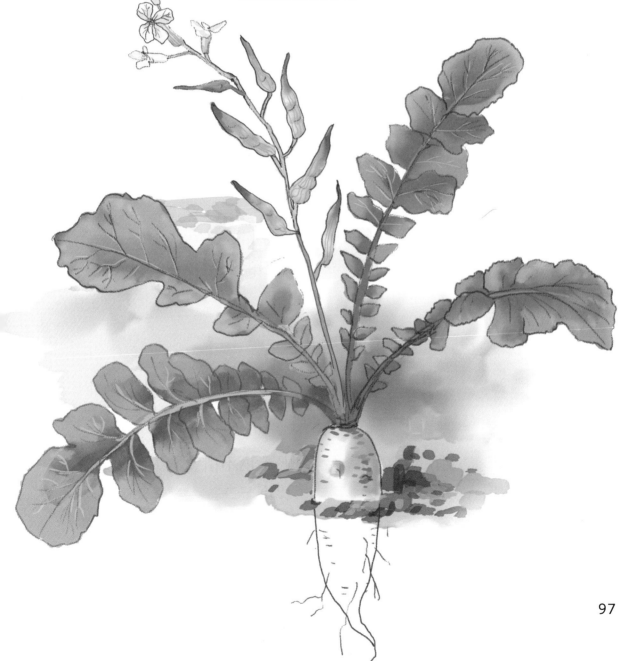

没有毒性。

慈禧按照这位郎中的方子服用，当天她的鼻血就止住了；第二天服下，头晕的症状大大减轻；第三天神清气爽，不适的症状基本消失。慈禧非常高兴，招这位郎中过来，赐了他一个红顶子（清代官衔的标志）。

只是有人不明白了，莱菔子怎么会有香气呢？这是因为莱菔子入药是经过炒制的，自然有香气溢出。可它为什么能治好慈禧的病呢？因为慈禧吃了很多佳肴，又长时间坐着看戏，食物在肚子里消化不了，而莱菔子是助消化的，再加上慈禧早上和晚上散步行走，这些运动可以促进肠胃蠕动，对消化不良很有帮助，所以才药到病除。

太医给慈禧服用上等的人参汤，那就大错特错了。人参是大补的药物，虽有"起死回生"的作用，但用在健康人身上，无异于火上浇油。慈禧当时根本不需大补，服下不仅没有达到治疗效果，还会危害健康。因此切不可乱吃补药、滥用补药。

薤白：

行气宽胸的下饭菜

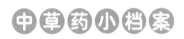

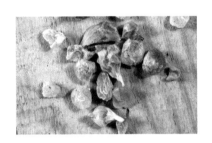

薤白的入药部位为百合科植物小根蒜或薤的干燥鳞茎，以个大、饱满、色黄白、半透明者为佳，多为生用。它有通阳散结、行气导滞的功效。现代药理研究认为，薤白有抗血小板聚集、降血脂、抑菌、镇痛等作用。

薤白这味中草药可能很多人不认识，其中这个"薤"（xiè）字，不仅难认，而且也难写。其实这种草药在田间地头很常见，就是我们常挖的，也是经常吃的野葱头。它的气味、性用与日常所用的葱、蒜、韭菜很相似，在一定程度上，可以替代葱和蒜。

薤白是春天的美味，吃法有很多，可以用它来煎鸡蛋，也可以腌制，做成酸菜、酱菜、咸菜，非常开胃。

薤白也是一种良药，性温热，能行气宽胸、振奋阳气，驱散体内的寒结，是治疗胸痹的要药。胸痹跟我们常说的心脏病和冠心病类似。不仅如此，它还可以治疗肠胃寒湿导致的一系列肠胃病和呼吸道疾病。

薤白这一名字据说源于这样一个传奇故事。

相传有一位姓陈的官员，十几年来在朝廷里兢兢业业地做事，最后官至宰相。有一天，皇上心情大好，让太医院的太医们也给官员们把把脉。

一名年轻的太医给陈宰相望诊、切脉时，大吃一惊，问他是否时常有胸闷、心痛的症状。陈宰相答道："偶尔有。"陈宰相看他脸色大变，心想这名太医太年轻，一点小毛病就惊慌失措，自己才到中年，哪会有什么大问题。

太医建议："你现在必须好好休息，我开些药物给你服用，希望还来得及。"

"希望还来得及？"陈宰相顿时大怒，颇为激动地说，"我平

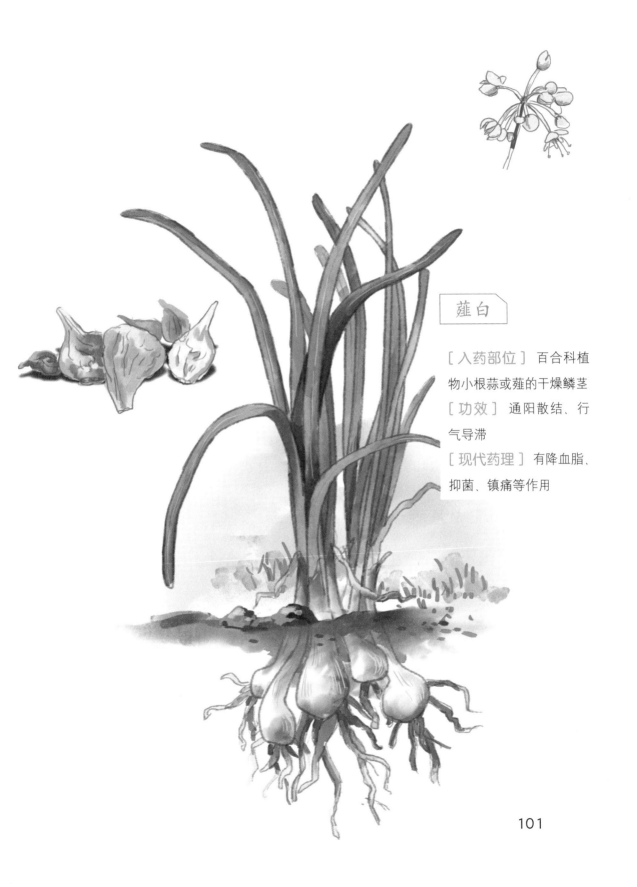

薤白

［入药部位］百合科植物小根蒜或薤的干燥鳞茎
［功效］通阳散结、行气导滞
［现代药理］有降血脂、抑菌、镇痛等作用

101

日里身体好好的，哪会有什么毛病？"

年轻太医见他激动也不好说什么，连忙把太医院的老太医叫过来。谁知老太医为陈宰相把完脉后也是脸色一变，解释说，陈宰相患的是胸痹①，此病来得急，而且很危险。虽然现在看起来没事，但身体内藏着一个大隐患，随时都有可能发生意外。建议他放下手头的事，稳定情绪，服药休息。陈宰相这才相信自己的身体出了毛病。

第二天，陈宰相得到皇上批准，休养三个月。陈宰相想，自己操劳了十几年，这次休养不如找一个清静之地。于是，他在寺庙捐了一点儿钱，在那儿找了一个房间暂住。

寺庙里很幽静，云蒸雾绕，松柏参天。陈宰相在寺里听钟，修身养性。太医院给他开的药实在难吃，他索性不吃了。

又过了两天，陈宰相与寺里的住持聊天时，说起了来这里的缘由。住持说："我这里有一味药能治你的病。"陈宰相好奇地问是何药。

住持叫一个小和尚挖来一些野葱，陈宰相大笑，"这也是

---

① 中医病名，指以胸部闷痛，甚至气短、喘息不得卧为主症的疾病。

药？"住持说："别小看它，对治疗你的病有一定效果。"陈宰相见他说得很认真，便信了他。野葱很香，陈宰相十分喜欢，将它熬成粥或做成汤、菜肴，一日三餐，吃得津津有味。

三个月后，陈宰相回到朝中，到太医院复诊。太医们发现他的病情明显好转，隐患基本排除，问他吃了何种药物，居然效果这么好，陈宰相如实相告。

太医们采了一些野葱研究，发现此物确实药效很好，决定将其写入皇家医书中。可是"野葱"这名字有失文雅，写在皇家医书里不太体面。太医们见它根色白，鳞茎近球状，就起了一个"高大上"的名字，叫"薤白"。

后来，陈宰相认识到保养的重要性，更加注重健康，善待自己的身体。而薤白被写入医书后，渐渐成为中医们的常用药物。

麦冬：
养阴清心、除烦的"不老药"

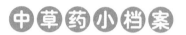
中草药小档案

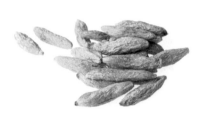

麦冬的入药部位为百合科植物麦冬的干燥块根，以肥大、淡黄白色、半透明、嚼之有黏性者为佳，多为生用。它有养阴生津、润肺清心的功效。现代药理研究认为，麦冬有增强免疫力、保护心脏、降血糖、抗炎、镇静、催眠、抗凝等作用。

麦冬是一种常见的绿化植物，常见于山坡草丛中或溪水边。它的绿叶呈长条状，长十几厘米，花多为白色或淡紫色，有一定的观赏价值。

麦冬四季常青，易维护，无须修剪，移栽易活，有顽强的生命力。

麦冬不仅有很好的止咳、润肺作用，而且可以清心、滋阴，对身体有很好的保健作用。麦冬可以泡水喝，也可以熬成粥食用。

我国很早就将麦冬作为药材使用，传说吃了麦冬，可以长生不老，因此它有"不死草"之称。

相传秦始皇统一六国后，虽然拥有无上的权力和无尽的财富，却害怕死亡。所以他在位期间，到处寻找长生药。

有一天，秦始皇听说有一种不死草，吃了不仅能延年益寿，而且能让人死而复生。他立刻派人去寻找，可最后一无所获。

秦始皇想到鬼谷子有通天彻地的本领，智慧卓绝，常入山采药修道，有长生之术，不如去问问他。

鬼谷子对秦始皇派去的人说，的确有这样一种"不死草"，就长在东海神州。

秦始皇兴奋不已，他马上命徐福带三千童男童女前去寻药。可徐福去了，再也没回来，秦始皇最终还是没能长生不老，死在了巡游的路上。

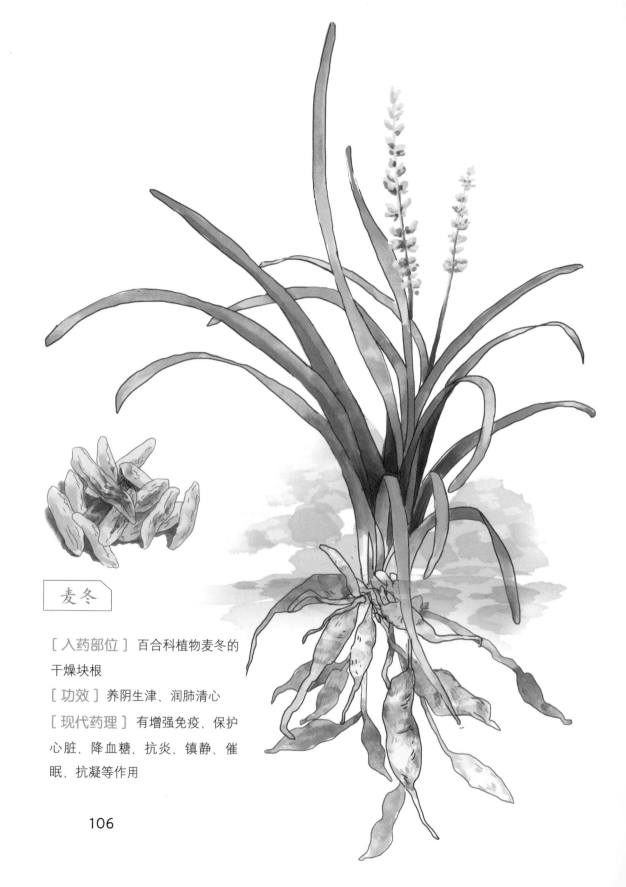

麦冬

［入药部位］百合科植物麦冬的
干燥块根

［功效］养阴生津、润肺清心

［现代药理］有增强免疫、保护
心脏、降血糖、抗炎、镇静、催
眠、抗凝等作用

106

那么，鬼谷子说的"不死草"到底是什么呢？其实就是麦冬。因为这种草四季常青，有顽强的生命力，所以才有了"不死草"之称。

这种植物吃了虽不能长生不老，但能养阴生津、调节身体阴阳平衡，从而达到治病防病、养生延寿的效果，只可惜被秦始皇理解错了。

知识小链接

麦冬别名麦门冬，为百合科植物麦冬的块根，是我国原产的中药材。《神农本草经》将麦冬列为养阴润肺的上品。《本草纲目》中说："此草根似麦而有须，其叶如韭，凌冬不凋，故谓之麦冬。"麦冬是"浙八味"之一，"浙八味"指白术、白芍、浙贝母、杭白菊、延胡索、玄参、笕麦冬、温郁金这八味中药材，由于其应用范围广及疗效佳而为历代医家所推崇。"浙八味"在浙江的栽种已有悠久的历史，麦冬便是其中的代表。

荷叶：

可消暑热，药食俱佳的食材

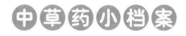

中草药小档案

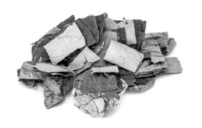

荷叶的入药部位为睡莲科植物莲的干燥叶。它有清暑化湿、升发清阳①、凉血止血的功效。

现代药理研究认为，荷叶具有止血、抑菌、抗病毒、抗炎、抗过敏、解痉等作用。

说起荷叶，大家再熟悉不过了。从古至今，不知有多少文人赞美它，留下许多脍炙人口的诗句；又有多少墨客描绘它，留下很多精美绝伦的画作。

荷叶像一把绿色的小雨伞，风吹过来，它在水中轻轻地摇

———————
① 中医术语，指体内轻清升发之气。

108

曳。荷叶除了观赏价值高，还可以入菜，做成茶饮、汤剂等。炎热夏日，做一碗荷叶粥，是一个不错的选择，既能品尝到荷叶的美味，又能将酷热一扫而光。

关于荷叶，在民间流传着这样一个故事。

相传古代有一个姓张的举人，清高自傲，非常自负。他说话直言不讳，毫不顾及别人的感受，因此得罪了不少人，在生活中也没有几个朋友。

一年夏天，他因太过耿直，得罪了上级，触怒了同僚，并与他们发生了激烈的争吵。回到家中，他大骂世道堕落，社会黑暗，而自己则以莲自居。张举人想到自己一身才华无法施展，心中愤愤不平。

在家几日，张举人因心病加上天气炎热，出现了发热、头晕、心烦，面色潮红等症状。家人着急，赶紧为他请了一位有名的郎中过来医治。

郎中与张举人是旧相识，看到他家院子里的荷花池就说："举人是中暑，并无大碍，只需要从池塘中采些荷叶，洗净后煮水喝便可。"

荷叶

[入药部位] 莲科植物的干燥叶

[功效] 清暑化湿、升发清阳、凉血止血

[现代药理] 有止血、抑菌、抗病毒、抗炎、抗过敏等作用

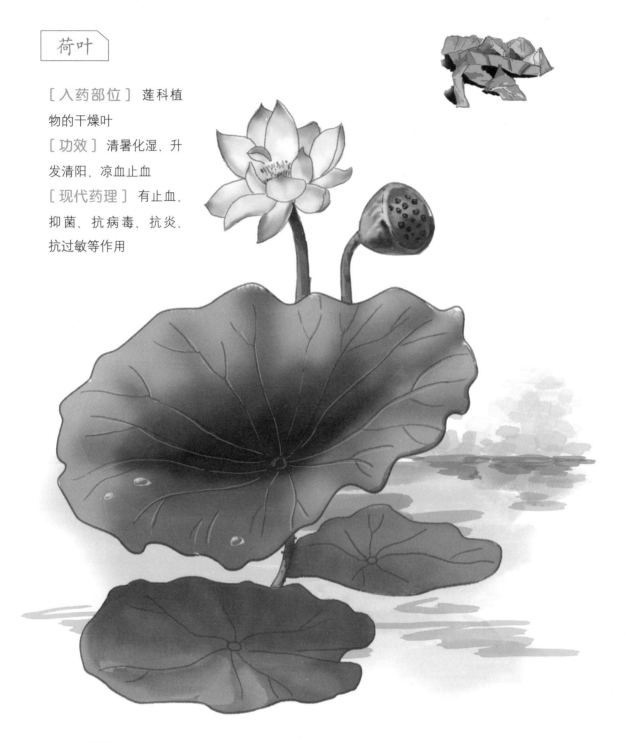

张举人一听，觉得郎中是在敷衍他，火气立马又上来了。

郎中笑道："并无此意，你尽可以放心，这荷叶清热解暑效果很好，而且荷梗有宽胸之功，不出两日，便可见效。"

家人见郎中这么有把握，便依法而行。两日之后，张举人的病果然好转。可是他身体上的病好了，心病怎么医治呢？

郎中说："你看满池的荷花，有花、有叶，相互映衬。荷花亭亭玉立，保持高洁固然重要，但这世界哪会十全十美，我们也需要有像荷叶一样的宽大包容之心，有知世故而不世故的处世方式，这同样是一种出淤泥而不染！"

张举人听罢，若有所悟，点点头不再说话。

后来，张举人中了进士，做了大官。他非常注意自己的言行，学会了严于律己、宽以待人。那时，朝廷非常需要优秀的人才来确保百姓安居乐业，张进士凭着聪明才智，实现了自己的抱负，为国家、为百姓做了很大贡献。

这一年，他回到老家，看到荷塘里红白相间的荷花点缀在翠绿的荷叶中。他又想起了郎中的话，不禁感慨：宽厚做人、踏实做事，这才是出淤泥而不染的精神啊！

马齿苋:

美味的野菜，清热解毒的良药

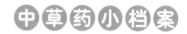

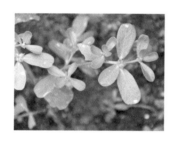

马齿苋的入药部位为马齿苋科植物马齿苋的干燥地上部分。马齿苋质嫩、叶多、色青绿，多为生用。它有清热解毒、凉血止血、止痢的功效。现代药理研究认为，马齿苋有抑菌、利尿和降低胆固醇等作用。

马齿苋长在路边或田地间，像藤蔓一样贴着地面生长，远远望去绿油油的一片，十分惹人喜爱。

马齿苋的叶子柔软，吃起来带着一点酸味，咀嚼后有一股清香，十分清爽开胃。吃多了油腻食物，可以吃些马齿苋解腻。它可以凉拌食用，也可以用来做汤，或与其他菜一起烹炒，是一道美味可口的菜肴。

马齿苋药食两用，是重要的中药材，可以用于治疗热毒血痢①、痈肿疔疮、丹毒、蛇虫咬伤等病症。

大家可能会问，这种美味食材为什么叫马齿苋呢？关于它的名字，有这样一个故事。

很久以前，一个小村庄里住着一个聪明的小男孩。由于边境不太平，经常发生战争，他的父亲被朝廷征调去守边疆，多年未归，音信全无，而他的母亲也生病去世了。

孤苦伶仃的小男孩经常是有上顿没下顿，靠挖野菜度日。他的邻居大叔是做马匹生意的，看他实在可怜，有心帮助他。

大叔家有一个马棚，养了好几匹马，于是就想让小男孩给自己养马，不仅给饭吃，还付他工钱。小男孩欣然同意。

一天，小男孩突然生病了，总是拉肚子，便中还带血。邻居大叔知道后，让他好好休息。小男孩养病期间，村里有很多人像他一样也出现了拉肚子的情况。

村里的郎中认为，这是一种流行性的痢疾，而能治这种病的

---

① 中医病名，也称赤痢，是大便中带血不带脓的痢疾。

药很难找。村民知道后，恐慌的情绪开始蔓延。

小男孩几天没有吃东西了，挣扎着爬起来，想找一些东西吃，可是家里什么也没有。他想出去找东西吃，在路旁意外地发现了一些野菜。于是他挖了一些野菜，回家煮着吃。

可能是好久没有吃东西了，小男孩吃得特别香。他一连吃了几天，没想到的是，他的病也不知不觉地好了。

小男孩的身体恢复了，而村里有的人却因为没有得到医治去世了。他急忙去找邻居大叔，才知道大叔也生病了。

这怎么办呢？他想到了这几天吃的那种野菜。自己和很多人一样是拉肚子，他吃了野菜康复了，说明这种野菜有可能就是治拉肚子的良药。

小男孩带着野菜去找邻居大叔。邻居大叔了解情况后，也猜这种野菜可能真有治疗拉肚子的作用，于是也吃起这种野菜来。

几天以后，领居大叔的病奇迹般地好了。大叔非常高兴，又推荐给村里其他生病的人食用，结果大部分人的病也好了。

这种野菜几乎救了全村人的命，因此受到了极大关注。有人问："它叫什么名字呢？"

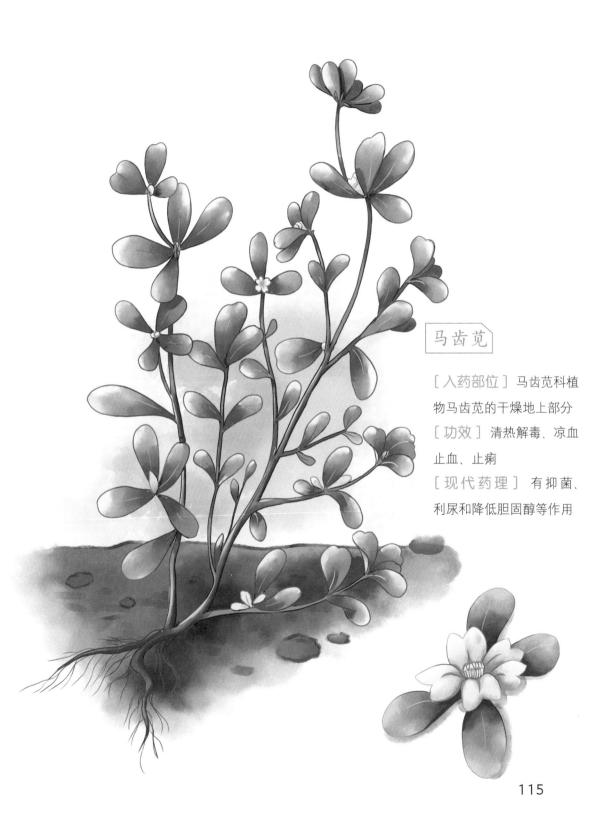

马齿苋

[入药部位] 马齿苋科植物马齿苋的干燥地上部分

[功效] 清热解毒、凉血止血、止痢

[现代药理] 有抑菌、利尿和降低胆固醇等作用

115

小男孩灵机一动说："它叫马齿苋。"

众人奇怪地问："怎么叫这样一个怪名字？"

小男孩说："因为从外形上看，它的叶片又圆又肥厚，很像马的牙齿，而'苋'是植物的泛称。因此，叫它马齿苋。"

众人听了以后，都表示认同。马齿苋从野菜变成了一种中草药，至今都在使用。

知识小链接

马齿苋的别名很多，在《名医别录》中记载为马苋；在《图经本草》和《救荒本草》中记载为五行草；在《本草纲目》中记载为长命菜、五方草；在《岭南采药录》中记载为瓜子菜；在陕西叫蚂蚱菜、马齿菜、瓜米菜；在北京叫麻绳菜；在内蒙古叫马齿草、马齿菜；在东北叫马蛇子菜、蚂蚁菜；在福建叫猪母菜、狮岳菜、酸菜、五行菜；在海南叫猪肥菜等。

车前草：

祛湿利尿的路边草

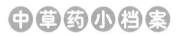

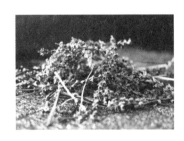

车前草的入药部位为车前科植物车前或平车前的干燥全草。它有清热、通淋、祛痰、凉血、解毒的功效。现代药理研究认为，车前草有利尿、镇咳、平喘的作用。

车前草，也叫牛舌草。在草地、河滩、沟边、草甸、田间及路旁，甚至是石头缝隙中，只要有些许土壤，就能成为车前草的生长地。

在古时候，每年的 4 到 5 月间，有人喜欢采摘车前草嫩苗，沸水轻煮后，凉拌、蘸酱、炒食、做馅、做汤或和面蒸食等。还

车前草

［入药部位］车前科植物车前或平车前的干燥
全草

［功效］清热、通淋、祛痰、凉血、解毒

［现代药理］有利尿、镇咳、平喘、祛痰等作用

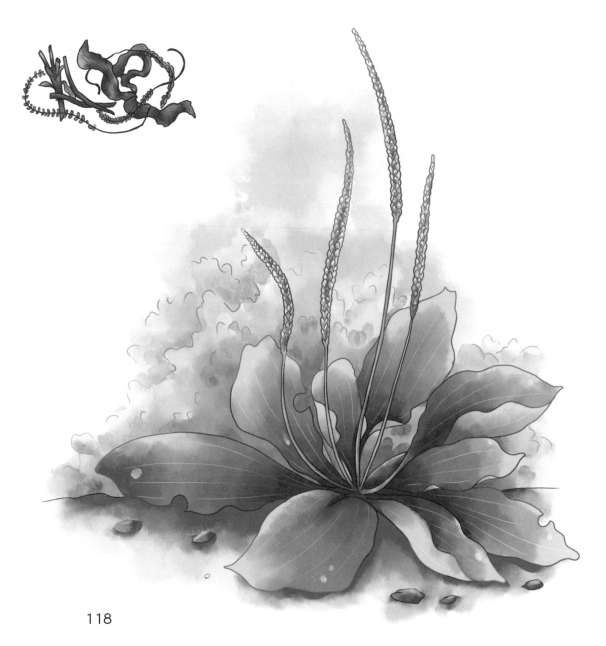

有的老人喜欢用它做成菜团，或者茶饮。由于口味新鲜，车前草颇受人们的欢迎。

古语有云：湿气重，百病生。如果人体湿气重，会出现头重身困、小便混浊不畅等症状。由于气候潮湿，人体容易被湿邪侵袭，适当吃一点车前草，能利尿、解毒，祛除体内的湿气。

大家可能会奇怪，这么好的中草药为什么叫车前草呢？据说跟霍去病有关。

霍去病是我国古代的军事家，非常聪明且善于观察。一年，他带兵深入匈奴腹地，不料被困在荒漠中。士兵士气低落，加上天气炎热，霍去病军营里的很多士兵生病了，不少人出现身体困重、小便不畅、面部水肿等症状。霍去病看到这种状况，十分着急。

好在天无绝人之路，霍去病观察到一个奇怪的现象，士兵们虽然生病了，但他们的马却没事。霍去病仔细观察后发现：马大量啃食了车前的一种草。莫非这草有什么奇妙之处吗？于是，他让士兵们也挖一些煎水喝。

士兵们服用几次后，身体出现了微妙的变化，小便通畅，身体清爽，士气也恢复了。霍去病大笑，说道："好一个车前草，真是天助我也。"那次出征，霍去病再次大胜匈奴，而那药草也因为霍去病而得名，被称为车前草。